纳米效应与生物功能材料

主 编 汪 静 潘 超
副主编 许 超 高兆辉 曲 冰 王丽娜

U0228333

科 学 出 版 社
北 京

内 容 简 介

本书从纳米效应、纳米材料与纳米技术、纳米生物功能材料的设计与应用等方面,结合编写人员的创新科研成果,深入浅出地介绍了纳米效应与生物功能材料的研究进展和应用技术。

本书可作为高校开设相关课程的本科生、研究生以及企业技术培训人员的参考教材,亦可供从事纳米生物功能材料研制的学术界和工业界研究人员参阅。

图书在版编目(CIP)数据

纳米效应与生物功能材料 / 汪静,潘超主编. —北京:科学出版社,2020.6

ISBN 978-7-03-064181-6

Ⅰ. ①纳… Ⅱ. ①汪…②潘… Ⅲ. ①纳米技术–应用–生物材料 Ⅳ. ①R318.08

中国版本图书馆 CIP 数据核字(2020)第 010218 号

责任编辑:罗 吉 崔慧娴 / 责任校对:杨 赛
责任印制:张 伟 / 封面设计:华路天然工作室

科 学 出 版 社 出版
北京东黄城根北街 16 号
邮政编码:100717
http://www.sciencep.com

北京中科印刷有限公司 印刷
科学出版社发行 各地新华书店经销

*

2020 年 6 月第 一 版 开本:720×1000 B5
2022 年 1 月第四次印刷 印张:11 1/2
字数:232 000

定价:69.00 元
(如有印装质量问题,我社负责调换)

前　言

　　纳米科学与信息科学、生命科学并列成为 21 世纪的三大支柱科学领域。纳米材料独特的纳米尺度及纳米结构所产生的纳米效应，为生物功能材料的设计开拓了一条全新的途径，并注入了新的活力，其应用和发展必将推动生物、信息、能源、环境、农业等领域的技术创新，成为继工业革命以来三次主导技术引发的产业革命之后的第四次浪潮的基础。

　　纳米生物功能材料是对生物的微纳结构、功能及其相关性进行研究，结合仿生技术，利用微纳加工方法制备的可用于信息处理、组织工程、生物传感器等方面的新材料。自然界中生物在长期进化过程中形成的诸多特性已经达到了近乎完美的程度，生命体的许多特殊功能都源于其独特的微纳米结构。通过模仿生物体独特功能的某一方面，并选择合适的材料构筑仿生微纳米结构，对于设计和制备新型生物功能材料，并最终实现超越自然的科学目标具有重要指导意义。本书是为我校面向本科生、研究生开设纳米材料相关课程以及厦门捌斗新材料科技有限公司进行研发人员培训而专门撰写的，亦可供其他高校师生及从事纳米生物功能材料研制的学术界和工业界研究人员参阅。

　　本书由大连海洋大学的汪静、潘超等教师与厦门捌斗新材料科技有限公司的许超博士基于多年教学与科研创新成果撰写而成。汪静编写了第 1、2 章及第 7 章的 7.1、7.2、7.3 节；潘超编写了第 3 章及第 7 章的 7.4、7.5、7.9 节；许超编写了第 6 章的 6.5.4、6.5.5 小节及第 7 章的 7.7 节；高兆辉编写了第 6 章的 6.1、6.2、6.3 节；曲冰编写了第 6 章的 6.7 节及第 7 章的 7.6、7.8 节；王丽娜编写了第 4、5 章和第 6 章的 6.4、6.6 节及 6.5.1、6.5.2、6.5.3 小节。最后由汪静和潘超对全书进行统稿、修改和定稿。

　　本书由大连海洋大学与厦门捌斗新材料科技有限公司合作完成。本书在编写过程中，参阅了大量的国内外相关文献，并引用了他们的研究成果，在此表示由衷的感谢。

　　限于作者水平，书中不妥之处在所难免，希望读者批评指正。

编　者

2019 年于大连

目　录

1

绪　论

1.1　纳米科技研究的尺度与纳米效应

纳米（nanometer）一词中的"纳"（nano）源自希腊文，意指"侏儒"。纳米作为微观世界里的长度单位，1nm 等于十亿分之一米，即 1nm=10^{-9}m。1nm 大约是 10 个氢原子紧密排列的长度，或人的一根头发粗细的十万分之一。在 1nm^3 空间，大约可容纳 100 个原子。大量病毒都是纳米尺度的，例如，天花病毒的直径约为 400nm，艾滋病病毒的直径约为 100nm。形象地讲，1nm^3 的物体放到乒乓球上，就像一个乒乓球放在地球上。

纳米科技是研究在 1nm 到几百纳米尺寸范围内的材料的科学技术。其中纳米科学是研究 1nm 尺度内的原子、分子和其他类型物质的运动和变化规律；利用这些规律，在这一尺度范围内对原子、分子进行操纵和加工被称为纳米技术。

纳米尺度的物质与宏观物质性质一样吗？传统化学的研究对象通常包含天文数字数量的原子或分子，热力学规律成立的前提条件就是由大量粒子组成的体系。例如，1g 水包含了约 3.346×10^{22} 个水分子，因此通常所测得的体系的各种物理化学性质都是大量粒子的平均行为。当研究对象变成纳米尺度的物质时，是否还会遵循传统理论和规律呢？研究发现，普通材料达到纳米尺度（1nm 到几百纳米）时会导致许多物质性质发生变化，产生一些奇妙的物理化学特性，即纳米效应。例如，纳米铁材料的断裂应力比一般铁材料高十多倍，纳米金材料的熔点仅为普通金材料的一半，气体在纳米材料中的扩散速度比在普通材料中快几千倍。我们知道油水是不相溶的，但是如果到了纳米尺度上，它们就能够相溶，并且溶得非常好，成为热力学的稳定相。

生命科学领域内存在大量纳米级的结构，从核酸、蛋白质、病毒到各种各样的细胞器，线度都在 1～100nm。例如，DNA 分子的螺旋直径约为 2.5nm，纳米尺度是 DNA 基因片段的大小，可视为构筑生命的单位空间。通常情况下，DNA 很容易被生物体系中广泛存在的 DNA 酶剪切成碎片，这极大地限制了基因工程中 DNA 操纵技术的实际应用。比如，受这种酶切的影响，基因转导效率较难提

高。王柯敏研究小组[1]发现用他们的纳米颗粒结合质粒 DNA 后，可以保护这些
DNA 不被酶剪切。通过进一步实验，他们证明了这是一种新的纳米尺度效应，即
DNA 在新的纳米尺度空间里改变了通常的空间构象，使 DNA 酶这把"剪刀"对
DNA 无从下手。基于这一发现，研究小组还发展了一种新型非病毒基因载体，使
得基因转导效率明显提高。

纳米材料具有明显不同于块体材料和单个分子的独特性质：量子尺寸效应、
小尺寸效应、表面效应、宏观量子隧道效应和介电限域效应等，使其在电子学、
光学、化工、陶瓷、生物和医药等诸多领域有广泛的应用价值。

1.1.1 量子尺寸效应

日本科学家久保（Kubo）认为，对于一个超微颗粒，取走或移入一个电子需
克服库仑力做功

$$W \approx \frac{e^2}{d} \geqslant kT \tag{1-1}$$

式中，d 为超微颗粒的直径，e 为电子电荷，k 为玻尔兹曼常量，T 为热力学温度。
由（1-1）式可见，随着 d 值下降，W 增加，所以低温下热涨落很难改变超微颗粒
的电中性。

对于金属超微颗粒费米面附近电子能级状态分布，久保将量子尺寸效应定义
为：当粒子尺寸（体积）下降至某一特定值以后，费米能级附近的电子能级由准
连续变为离散能级的现象。对于金属，久保建立了离散能级与粒子直径的关系

$$\delta = \frac{4}{3} \cdot \frac{E_F}{N} \tag{1-2}$$

式中，δ 为离散能级间距（又称久保能隙），E_F 为块体金属的费米能级，N 为总
电子数。由（1-2）式可以看出，由于宏观物体包含无限多个原子，即当所含的电
子数目趋于无穷大（$N \to \infty$）时，导致 $\delta \to 0$，即宏观物体的能级间距几乎为零。
然而，纳米粒子包含的原子数目有限，即 N 值较小，导致 δ 取一定的数值，即能
级为量子化的。

尺寸可以诱导纳米粒子金属向绝缘体转变。高温下的导体（$\delta \leqslant kT$）在中温
下可以转变为半导体（$\delta = kT$），还可以继续转变为低温下的绝缘体（$\delta > kT$）。
例如，对于粒径为 3nm 的 Ag 颗粒，其包含 10^3 个原子，久保能隙 δ 的数值在 5～
10MeV 范围。在室温条件下，$kT \approx 25$MeV，此时的 δ 的数值仅小于 kT，因此，3nm
的 Ag 颗粒具有金属的特性。进一步减小粒径或降低温度，使得 δ 的数值仅与 kT
相当或大于 kT，则 Ag 颗粒将呈现非金属特性，即当能级间距大于热能、磁能、
静电能、光子能量或超导的凝聚态能时，物体将产生明显的量子效应。

纳米微粒的磁、光、电、热以及超导电性与相应宏观物体的性能存在显著的区别。美国贝尔实验室发现半导体硒化镉微粒随着尺寸减小，能带隙加宽，发光颜色由红色向蓝色转移。美国劳伦斯伯克利国家实验室通过控制硒化镉纳米颗粒尺寸制备的发光二极管可在红、绿、蓝之间变化。量子尺寸效应使纳米技术在微电子和光电子学中得到广泛应用。

1.1.2　小尺寸效应

当纳米粒子的尺寸与光波波长、德布罗意波长、超导态的相干长度等物理特征量相当或更小时，晶体周期性的边界条件将被破坏，非晶态纳米微粒的颗粒表面层附近原子密度减小，物质的声、光、电、磁、热等性质均会产生新的特征，这种变化称为小尺寸效应。由于小尺寸效应，金属纳米颗粒完全变黑，对光的反射率小于 1%，对太阳光谱几乎具有全吸收性质，因此可以制备出"太阳黑体"物质。Fe-Co 纳米微粒为单磁畴颗粒，其矫顽力很高，用途很广，现已在磁卡、磁流体、电器件、密封与润滑和选矿等方面得到应用。2nm 金纳米微粒热力学特征发生了很大变化，其熔点由块体的 1337K 下降到 600K。银纳米微粒熔点也呈现出同样变化，其熔点降到 373K。这些热力学特性为粉末冶金工业提供了新工艺。此外，粒子尺寸限制了电子平均自由程和晶格振动，使材料介电性能变化，一些材料的超导温度得到提高。

1.1.3　表面效应

表面效应是指由于纳米粒子的表面原子数与总原子数之比随粒径的减小而显著增大，从而引起纳米粒子特性的变化。当微粒的粒径逐渐减小到纳米尺度，除了位于表面的原子占相当大的比例外，表面能量也将大幅度递增。例如，粒径为 10nm 时，表面原子数与总原子数之比为 20%，表面能量为 4.08×10^4 J/mol；粒径为 5nm 时，表面原子数与总原子数之比为 40%，表面能量为 8.16×10^4 J/mol；粒径为 2nm 时，表面原子数与总原子数之比为 80%，表面能量为 2.04×10^5 J/mol；粒径为 1nm 时，表面原子数与总原子数之比为 99%，表面能量为 9.23×10^5 J/mol。

此外，纳米粒子的表面原子所处环境与内部原子不同，它缺少相邻的原子，存在许多悬空键，具有不饱和性，易与其他原子结合。因此，由于位于表面的原子数比例增大，纳米粒子表面能及表面结合能迅速增大，进而使纳米粒子表现出很高的活性，极不稳定。表面原子的活性也会引起表面电子自旋构象和电子能谱的变化，从而使纳米粒子具有低密度、低流动速率、高混合性等特点。例如，金属纳米粒子暴露在空气中会自燃；无机纳米粒子暴露在空气中会吸附气体，并与气体进行反应。

1.1.4 宏观量子隧道效应

在经典力学中，当势垒的高度比小球的能量大时，粒子无法穿越势垒。然而，在量子力学中，粒子有一定的概率穿越势垒，这种现象称为隧道效应。隧道效应是微观粒子波动性的一种表现，一般情况下只有当势垒宽度与微观粒子的德布罗意波长相当时，才可以观测到显著的隧道效应。

科学家发现，一些宏观量，如微颗粒的磁化强度、量子相干器件中的磁通量等也具有隧道效应，即宏观量子隧道效应。

宏观量子隧道效应的研究对基础研究及应用都有重要意义，它限定了磁盘、磁带进行信息存储的时间极限。量子尺寸效应、宏观量子隧道效应将会是未来微电子器件的基础，它确立了微电子器件进一步微型化的极限。当微电子器件进一步细化时，必须要考虑到上述量子效应。

1.1.5 介电限域效应

纳米粒子分散在异质介质中时，由界面引起的体系介电增强的现象称为介电限域效应。介电限域效应主要来源于颗粒表面和颗粒内部局域场的增强。当介质的折射率与颗粒的折射率相差很大时，产生折射率边界，从而导致颗粒表面和内部的场强比入射场强明显增加，这种局域场的增强称为介电限域。一般来说，过渡金属氧化物和半导体微粒都可能产生介电限域效应。微观颗粒的介电限域对光吸收、光化学、光学非线性等有重要影响。因此，在分析材料光学现象时，既要考虑量子尺寸效应，又要考虑介电限域效应。

1.2 纳 米 材 料

纳米材料是指三维空间中至少有一维处于纳米尺度（1nm 到几百纳米）的材料。可以根据材料处于纳米范围内的空间维度数量，对纳米材料和纳米体系进行分类。

1.2.1 零维纳米材料

零维纳米材料是指三个维度都在纳米尺度的材料，即材料的三个维度尺寸均被限制在纳米尺度范围内（材料在三个方向上均不占维度）。该系统材料包括纳米粒子等。

1.2.2 一维纳米材料

一维纳米材料是指在两个维度上属于纳米尺度的材料，即材料的两个维度尺寸被限制在纳米尺度范围内（材料在两个方向上不占维度），包括纳米线和纳米管等。

1.2.3 二维纳米材料

二维纳米材料是指在某一维度上具有纳米尺度的材料，即材料的一个维度尺寸被限制在纳米尺度范围内（材料在一个方向上不占维度），属于层状材料，如薄膜和表面涂层等。

1.3 纳米科技发展概况

纳米科技的一个最显著特点是跨学科特性，包括纳米体系物理学、化学、材料学、生物学、电子学、加工学、力学和测量学等。其中纳米材料学是原子物理、凝聚态物理、胶体化学、固体化学、配位化学、化学反应动力学和表面、界面科学等多种学科交汇而出现的新学科生长点，是纳米科技发展的重要基础。

早在一千多年前，我国古代利用燃烧蜡烛的烟雾制成的炭黑作为墨的原料以及染色的染料，是最早的纳米材料；中国古代铜镜表面的防锈层也是由纳米氧化锡颗粒构成的，只是当时人们肉眼看不到罢了。

在 19 世纪 60 年代，随着胶体化学的建立，科学家们开始对直径在纳米尺度的微粒进行研究，但当时并没有意识到这一尺度的特殊性。

1959 年，美国著名的理论物理学家、诺贝尔奖获得者理查德·费曼（Richard P. Feynman）在美国物理学会年会上做了一个著名的演讲——"在底部还有很大空间"（There is Plenty of Room at the Bottom），首次提出有一天如果能按自己的愿望任意摆布原子与分子的排列，人类就将成为真正意义上的"造物主"。设想"如果有朝一日人们能把百科全书存储在一个针尖上，并能移动原子，那么这将给科学带来什么！"并且预言"至少依我看来，物理学的规律不排除一个原子一个原子地制造物品的可能性。……我深信：当人们能操纵细微物体的排列时，将可以获得极其丰富的新的物质性质。"这是关于纳米科技最早的梦想。物质是由原子构成的，其性质依赖于这些原子的排列形式。由此我们可以设想，这样的目标的实现指日可待：如果我们将煤炭中的原子重新排列，就能得到钻石；如果向沙子中加入一些微量元素，并将其原子重新排列，就能制成计算机芯片；而土壤、水和空气的原子重新排列后就能生产出马铃薯。

1974 年，东京理科大学（Tokyo University of Science）的谷口纪男（Norio Taniguchi）教授首次提出纳米技术一词。在同一年，科学家唐尼古奇最早使用纳米技术一词描述精密机械加工。

　　1982 年，IBM 公司苏黎世实验室的 Gerd Binnig 博士和 Heinrich Rohrer 博士共同研制成功了世界第一台新型的表面分析仪器——扫描隧道显微镜（scanning tunneling microscope，STM），为人类揭示一个可见的原子、分子世界，为测量与操控原子、分子等技术奠定了基础，成为纳米科技史上划时代的里程碑，对纳米科技发展产生了积极的促进作用。1989 年，Don Eigler 博士发现利用扫描隧道显微镜可以像一副镊子一样推动单原子，并使用 35 个氙原子写出了"I-B-M"三个英文字母。从此之后，他的研究团队不仅证明了有能力来制备各种特殊的分子，甚至可以操控一个电器开关，而其中唯一的移动零件就是一个单一的原子。Don Eigler 博士和其合作的研究伙伴还发明出一种新型的电子陷阱，也就是所谓的"量子围栏"（quantum corral），科学家可以用这种量子围栏来观察和研究被局限在极小空间中的电子的量子力学上的特性，这种局限的微小空间也是未来可能的纳米电子元件的操作空间。

　　1985 年，美国科学家用激光加热石墨蒸发法在甲苯中形成碳的团簇 C_{60} 和 C_{70}。纳米碳球的主要代表是 C_{60}，是 32 面体，即由 20 个六边形（类似苯环）和 12 个五边形构成一个完整 C_{60}。这种结构与常规的碳的同素异形体金刚石和石墨层状结构完全不同，物理化学性质非常奇特，如电学性质、光学性质和超导特性。

　　1990 年，第一届国际纳米科学技术会议在美国巴尔的摩举办，并正式创办了《纳米技术》杂志，标志着纳米科学技术的正式诞生。

　　1991 年，日本 NEC 公司的饭岛澄男（Sumio Iijima）首次利用电子显微镜观察到中空的碳纤维，直径一般在几纳米到几十纳米之间，长度为数微米，甚至毫米，称为"碳纳米管"。理论分析和实验观察认为它是一种由六角网状的石墨烯片卷成的具有螺旋周期管状结构。碳纳米管的质量只有同体积钢的 1/6，强度却是钢的 100 倍。用碳纳米管做绳索，是唯一可以从月球上挂到地球表面，而不被自身重量所拉断的绳索。正是由于饭岛澄男的发现才真正引发了碳纳米管研究的热潮和碳纳米管科学和技术的飞速发展。

　　1993 年，中国科学院真空物理重点实验室自如地操纵原子成功写出"中国"二字，标志着我国开始在国际纳米科技领域占有一席之地。后来，人们利用纳米技术研制出高速的量子计算机，也发明了世界上最小的"秤"，它能够称量十亿分之一克的物体，即相当于一个病毒的质量；此后不久，德国科学家研制出能称量单个原子质量的秤，打破了美国和巴西科学家联合创造的纪录。

　　1999 年开始，纳米技术才逐步走向市场。如今，纳米已经成为一些国家的战略计划。美国国家科学基金会的纳米科技高级顾问，美国国家纳米技术计划（NNI）的主要设计者，美国国家科技顾问委员会纳米科学、工程与技术分会（NsET）的发起主席，国际风险管理委员会纳米技术组的领导者 Mihail C. Roco 博士提出：随着纳米技术的不断发展，到 2020 年它将成为一项通用技术，这期间会产生四代产品，按其结构和动态复杂性递增的顺序可分为：①被动的纳米结构；②主动的纳米结构；③纳米系统；④分子纳米体系。到 2020 年，纳米科学和工程知识以及纳米系统的集成将更进一步增加和拓展，纳米技术将大量应用于工业、医药、计算领域，有助于人们更好地理解和保护大自然。

参 考 文 献

[1] He X X, Wang K M, Tan W H, et al. Bioconjugated nanoparticles for DNA protection from cleavage[J]. J. Am. Chem. Soc., 2003, (125): 7168-7169.

2

纳 米 粒 子

纳米粒子是指颗粒尺寸为纳米尺度的超微颗粒，它的尺度大于原子团簇，小于通常的微粉，一般在 1～100nm。这样小的物体只能用高分辨率的电子显微镜观察。纳米粒子与原子团簇不同，它们一般不具有幻数效应，但具有量子效应、表面效应和分形聚集特性等。

2.1　纳米粒子的物理特性

纳米粒子的量子尺寸效应、小尺寸效应、表面效应、宏观量子隧道效应等使其产生许多特殊的物理、化学性质，并出现一些反常现象。

2.1.1　纳米粒子的光学性能

由于纳米粒子的光学性能所覆盖的范围已超出光学领域，涉及电子、生物等学科，所以纳米粒子的光学性能在纳米材料研究中具有重要的地位。

2.1.1.1　纳米粒子对光的吸收

黄金一定是黄色的吗？17 世纪欧洲科学家就发现：金的颗粒在胶体状态下，自身颜色是可变的，如变成紫色、深红色等。现有的研究表明，其颜色涉及纳米材料特性，与金颗粒的大小、分散状态和表面结构等多种因素有关。实际上，当颗粒的尺寸向亚微米和纳米量级转化时，各种金属颗粒的颜色几乎都会发生变化，颜色呈黑色，尺寸越小，颜色越黑，这表明金属超细微粒对光的反射率很低，一般低于 1%，大约在几个纳米量级时产生消光，此时纳米粒子或超细金属颗粒对可见光完全吸收。此外，有研究表明，纳米氮化硅、碳化硅、三氧化二铝等对红外光也具有一个宽频带强吸收谱。

除了具有宽频带强吸收性能外，与大块材料相比，纳米粒子的吸收带普遍存在"蓝移"现象，即吸收带向短波方向移动。对纳米粒子吸收带"蓝移"的解释归纳起来有两种。一种是量子尺寸效应，由于颗粒尺寸下降，能隙变宽，光吸收带移向短波方向，Ball 等[1]对这种蓝移现象给出了普适性的解释：已被电子占据分子轨道能级与未被电子占据分子轨道能级之间的宽度（能隙）随颗粒直径减小而增大，这是产生蓝移的根本原因。这种解释对半导体和绝缘体都适用。另一种是表面效应，由于纳米粒子颗粒小，大的表面张力使晶格畸变，晶格常数变小，对纳米氧化物和氮化物小粒子的研究表明第一近邻和第二近邻的距离变短，键长的缩短导致纳米粒子的键本征振动频率增大，结果使光吸收带移向了高波数。

在有些情况下，粒径减小到纳米量级时，还会观察到光吸收带相对块体材料的"红移"现象，即吸收带移向长波方向。引起红移的因素很多，从谱线的能级跃迁角度，谱线的红移是颗粒内部的内应力的增加导致能带结构发生变化，电子波函数重叠加大，使带隙、能级间距变窄，从而引起红移。

通常认为，红移和蓝移两种现象同时存在，结果视哪个强而定。

纳米粒子具有强吸收、低反射率的性质，不仅是在可见光范围内，还包括 X 射线、紫外线、红外线、无线电波等电磁波范围。利用这一性质，可制成高效光热、光电转换材料，可高效地将太阳能转化为热、电能；此外，可作为红外敏感元件、红外隐身材料等。

2.1.1.2 纳米粒子对光的散射

胶体是一种分散系（由分散剂和分散质构成），当分散质粒子直径在 1～100nm 时，构成的分散系为胶体。此时纳米粒子为胶体的分散质，一些液溶胶、气溶胶、固溶胶可视为纳米粒子分别分散在液相、气相和固相分散剂时形成的分散系。

当液溶胶和气溶胶中的分散质微粒直径小于 100nm 时（小于可见光波长 400～760nm），微粒在溶胶中具有高分散性，当一束光线透过胶体，从入射光的垂直方向可以观察到胶体里出现的一条光亮的"通路"，即可见光透过溶胶时就会产生明显的散射作用——丁铎尔现象。

2.1.1.3 纳米粒子的发光

当纳米粒子的尺寸小到一定值时可在一定波长光的激发下发光，即光致发光（在一定波长光照射下被激发到高能级激发态的电子重新跃迁回到低能级被空穴俘获而发射出光子的现象）。仅在激发过程中才发射的光叫荧光，而在激发停止后还继续发射一定时间的光叫磷光。现有研究表明，一些过去被认为无明显荧光效应的无机物（如 Cd、Zn 等元素的化合物）纳米化后其荧光、磷光效应大大增强，即当这些纳米粒子的尺寸小到一定值时，可在一定波长的光激发下发光。1990 年，日本佳能研究中心的 H.Tabagi 发现，粒径小于 6nm 的 Si 在室温下可以发射可见光，随粒径减小，发射带强度增强并移向短波方向。当粒径大于 6nm 时，这种发光现象消失。

2.1.2 纳米粒子的热学性能

目前，人们对纳米材料热性能的研究主要集中在纳米材料的熔化温度，纳米晶态–液态和纳米晶态–玻璃态转变的热力学、动力学，纳米相或纳米晶生长动力学，纳米材料的热容、热膨胀以及纳米材料的界面焓等。纳米材料的热学性质与其晶粒尺寸直接相关。

2.1.2.1 纳米粒子的熔点、烧结温度和晶化温度

纳米粒子的熔点、开始烧结温度和晶化温度均比常规粉体低得多。由于颗粒小，纳米粒子的表面能高、比表面原子数多，这些表面原子近邻配位不全、活性大以及体积远小于大块材料，因此纳米粒子熔化时所需增加的内能小得多，这就使得纳米粒子熔点急剧下降。例如，大块 Pb 的熔点为 600K，而 20nm 球形 Pb 微粒熔点降低 288K；纳米 Ag 微粒在低于 373K 时开始熔化，常规 Ag 的熔点远高于 1173K。

把粉末先用高压压制成形，然后在低于熔点的温度下使这些粉末互相结合成密度接近常规材料的块体，满足这一条件的最低加热温度为烧结温度。由于纳米粒子尺寸小，表面能高，压制成块材后的界面具有高能量，在烧结中高的界面能成为原子运动的驱动力，有利于界面中的孔洞收缩，空位团的湮没，因此在较低的温度下烧结就能达到致密化的目的，即烧结温度降低。例如，常规 Al_2O_3 在 2073～2173K 烧结，而纳米粒子可在 1423～1773K 烧结，致密度可达到 99.7%。

2.1.2.2 纳米晶体的比热容及热膨胀

高比热容和大的热膨胀系数是纳米粒子的另一特殊热学性能。由于纳米晶体界面原子分布比较混乱，界面体积分数大，因而其熵对比热容的贡献大于常规材料。例如，纳米晶体 Pd（6nm）的比热容比常规状态的 Pd 高 29%～53%，纳米晶体 Cu 的比热容是常规状态 Cu 的比热容的 2 倍。此外，由于纳米晶体界面原子比晶体内原子具有更强烈的非简谐振动，纳米粒子具有较大的热膨胀系数。例如，低温下纳米晶体 Cu 的热膨胀系数是常规状态 Cu 的热膨胀系数的 2 倍；纳米晶体 Ag 的热膨胀系数是常规状态 Ag 的热膨胀系数的 2.5 倍。

2.1.3 纳米粒子的力学性能

高韧、高硬、高强结构材料的开发应用是纳米材料力学性能研究的经典主题。具有纳米结构的材料强度与粒径成反比。纳米材料的位错密度很低，位错滑移和增殖符合 Frank-Reed 模型，其临界位错圈的直径比纳米晶粒粒径大，所以纳米材料中位错滑移和增殖不会发生，即纳米晶强化效应。金属陶瓷作为刀具材料已有

50 多年历史，由于金属陶瓷的混合烧结和晶粒粗大，其力学强度一直难以有大的提高。应用纳米技术制成超细或纳米晶粒材料时，其韧性、强度、硬度大幅提高，使其在难以加工材料刀具等领域占据了主导地位。使用纳米技术制成的陶瓷、纤维广泛地应用于航空、航天、航海、石油钻探等恶劣环境。

2.1.4 纳米粒子的电学性能

电导是常规金属和合金材料的一个重要性能。纳米材料的出现，使人们对电导的研究进入了一个新层次。纳米材料中庞大体积分数的界面使平移周期在一定范围内遭到严重破坏。颗粒尺寸越小，电子平均自由程越短，这种材料偏移理想周期场越严重，导致纳米材料的电学性能与常规材料出现明显的差别。

由于晶界面上原子体积分数增大，纳米材料的电阻高于常规材料，甚至发生尺寸诱导金属-绝缘体转变（SIMIT）。纳米材料的电阻温度系数强烈依赖于微粒尺寸，当微粒小于某一临界尺寸（电子平均自由程）时，电阻温度系数可能由正变负。利用纳米粒子的隧道量子效应和库仑堵塞效应制成的纳米电子器件具有超高速、超容量、超微型低能耗的特点，有可能在不久的将来全面取代目前的常规半导体器件。2001 年用碳纳米管制成的纳米晶体管表现出很好的晶体三极管放大特性，所以根据低温下碳纳米管的三极管放大特性成功研制出了室温下的单电子晶体管。随着单电子晶体管研究的深入进展，已经成功研制出由碳纳米管组成的逻辑电路。

2.1.5 纳米粒子的磁学性能

2.1.5.1 矫顽力

当磁性物质的粒度或晶粒进入纳米范围时，其磁学性能具有明显的尺寸效应。矫顽力是一个表示磁化强度变化困难程度的物理量，其大小受晶粒尺寸变化的影响最为强烈。对于大致呈球形的晶粒，矫顽力随晶粒尺寸的减小而增加，达到最大值后，随晶粒尺寸的进一步减小，矫顽力反而下降。对应于最大矫顽力的晶粒尺寸相当于单畴的尺寸，对于不同的合金系统，其尺寸在十几纳米到几百纳米范围。鸽子、蜜蜂等生物体中存在着尺寸为 20nm 左右的超微磁性颗粒，这就保证了它们在地磁场中能辨别方向，顺利回归。其原因是这一尺寸范围内的磁性颗粒的磁性比常规材料强很多，从而产生高的矫顽力。利用纳米粒子处于单畴状态时通常具有高矫顽力的性质，可以制成存储密度高的磁记录粉，用于磁带、磁盘、磁卡以及磁性钥匙等。

2.1.5.2 超顺磁性

超顺磁性是指当微粒尺度足够小时，热运动能对微粒自发磁化方向的影响引起的磁性。处于超顺磁状态的材料无磁滞回线，矫顽力为零。小尺寸纳米粒子的磁性比常规材料强许多倍，常规纯铁的矫顽力约为 80A/m，而当颗粒尺寸减小到 20nm 以下时，其矫顽力可增加 1000 倍；若进一步减小其尺寸，大约小于 6nm 时，其矫顽力反而降低到零，即纳米粒子尺寸小到一定临界值时进入超顺磁状态。超顺磁状态的起源可归为：在小尺寸下，当各向异性能减小到与热运动能相比拟时，磁化方向就不再固定在一个易磁化方向，易磁化方向做无规律的变化，结果导致超顺磁性出现。不同种类的纳米磁性微粒显现超顺磁的临界尺寸是不相同的。

2.1.5.3 巨磁电阻效应

磁性金属和合金一般都有磁电阻现象，即在一定磁场下电阻改变的现象。普通材料的磁阻效应很小。巨磁电阻效应是指在一定的磁场下电阻急剧减小。当代计算机硬盘系统的磁记录密度超过 $1.55Gb/cm^2$，在这种情况下，感应法读出磁头和普通坡莫合金磁电阻磁头的磁致电阻效应为 3%，已不能满足需要，而纳米颗粒多层膜系统的巨磁电阻效应高达 50%，可以用于信息存储的磁电阻读出磁头，具有相当高的灵敏度和低噪声。目前巨磁电阻效应的读出磁头可将磁盘的记录密度提高到 $1.71Gb/cm^2$，同时纳米巨磁电阻材料的磁电阻与外磁场间存在近似线性的关系，所以也可以用作新型的磁传感材料。高分子复合纳米材料对可见光具有良好的透射率，对可见光的吸收系数比传统粗晶材料低得多，而且对红外波段的吸收系数比传统粗晶材料至少低 3 个数量级，磁性比 $FeBO_3$ 和 FeF_3 透明体至少高 1 个数量级，从而在光磁系统、光磁材料中有着广泛的应用。

2.2 纳米粒子的化学特性

2.2.1 纳米粒子的吸附特性

吸附是相接触的不同相之间产生的结合现象。吸附可以分成两大类：一类是物理吸附，即吸附剂与吸附相之间是以范德瓦耳斯力等较弱的物理力结合的；另一类是化学吸附，即吸附剂与吸附相之间是以化学键相结合的。

纳米粒子由于具有大的比表面积和表面原子配位不足，与相同性质的块体材料相比，有较强的吸附性。纳米粒子的吸附性与被吸附物质的性质、溶剂的性质以及溶液的性质有关。电解质和非电解质溶液以及溶液的 pH 值等都对纳米粒子的吸附产生强烈的影响。不同种类的纳米粒子吸附性质也有很大差别。

纳米粉体表面结构不完整，只有通过吸附其他物质，才可以使材料稳定，因此纳米粉体的表面吸附特性远胜于常规粉体。由质谱实验证明不同种类的过渡纳米金属都有特殊的储氢能力。利用纳米金属粉体，可以在低压下存储氢气，大幅度降低了氢气爆炸的危险。

2.2.2 纳米粒子的分散与团聚

纳米粒子表面活性使它们很容易团聚在一起，形成带有弱连接的界面，并且具有较大尺寸的团聚体，使得收集和保持纳米粒子很困难。为了解决这一问题，无论是用物理方法还是化学方法制备的纳米粒子，都经常通过将其分散在溶剂中进行收集。即使如此，团聚现象仍可能发生，通常采用超声波将分散剂中的团聚体打碎。此外，还常采用加入反絮凝剂形成双电层、加表面活性剂包裹微粒等方法达到分散的目的。

2.2.3 纳米粒子的表面活性及敏感特性

随着纳米粒子粒径减小，比表面积增大，表面原子数增多及表面原子配位不饱和性导致产生大量的悬空键，这使得纳米粒子具有高的表面活性，对周围环境十分敏感。利用这一特性可以制作各种传感器，如温度、气体、光、湿度等传感器。

2.2.4 纳米粒子的催化性能

催化剂在许多化学化工领域中起着举足轻重的作用，它可以控制反应时间、提高反应效率和反应速度。大多数传统的催化剂不仅催化效率低，而且其制备是凭经验进行，不仅造成生产原料的巨大浪费，而且也污染了环境。纳米粒子作为催化剂，可以大大提高反应效率，控制反应速度，甚至使原来不能进行的反应也能进行。

在光照条件下，纳米材料把光能转化成化学能，促进有机物的合成或使有机物降解的过程，称为光催化。目前广泛研究的半导体光催化剂大都属于宽禁带半导体氧化物，如 TiO_2、ZnO、CdS、WO_3、Fe_2O_3、PbS、SnO_2、ZnS 等。其中 TiO_2 纳米粒子不仅具有很高的光催化活性，而且具有耐酸碱和耐光化学腐蚀、成本低、无毒等优点，是当前最有应用潜力的一种光催化剂，在污水处理、空气净化、保洁除菌等环境治理领域有着广泛的应用前景。

2.3 纳米粒子的制备方法

在自然界中存在着大量纳米粒子，如烟尘、各种微粒子粉尘、大气中的各类尘埃物等。然而，自然界中存在的纳米粒子大多是以有害的污染物面目出现的，无法直接加以利用。目前，对人类生活和社会进步直接有益的各类纳米粒子都是人工制造的。

从 20 世纪初开始，物理学家就开始考虑制作金属纳米粒子，其中最早制备金属及其氧化物纳米粒子采用的是蒸发法。它是在惰性或不活泼气体中使物质加热蒸发，蒸发的金属或其他物质的蒸气在气体中冷却凝结，形成极细小的纳米粒子，并沉积在基底上。利用这一方法，人们制得了金属及合金化合物等几乎所有物质的纳米粒子。此外，还有最先被考虑粒子细化技术方案而加以实施的机械粉碎法。通过改进传统的机械粉碎技术，使各类无机非金属矿物质粒子得到了不断细化，并在此基础上形成了大规模的工业化生产。然而，最早的机械粉碎技术还不能使物质粒子足够细，其粉碎极限一般为几微米。直到近几十年来，采用高能球磨、振动与搅拌磨及高速气流磨，使得机械粉碎造粒极限值有所改进。目前，机械粉碎能够达到的极限值一般在 0.5μm 左右。随着科学与技术的不断进步，人们开发了多种化学方法和物理方法来制备纳米粒子，如溶液化学反应、气相化学反应、固体氧化还原反应、真空蒸发及气体蒸发等。采用这些方法，人们可方便地制备金属、金属氧化物、氮化物、碳化物、超导材料、磁性材料等几乎所有物质的纳米粒子。其中有些方法已经在工业上开始实用。但这类制备方法中尚存在一些技术问题，如粒子的纯度、产率、粒径分布、均匀性及粒子的可控制性等。

近些年来，为了制备接近理想的纳米粒子，人们采用各种高技术开发了制备纳米粒子的方法，例如，利用激光技术、等离子体技术、电子束技术和离子束技术制备了一系列高质量的纳米粒子。采用高科技手段制备纳米粒子具有很大的优越性，可以制备出粒度均匀、高纯、超细、球状、分散性好、粒径分布窄、比表面积大的优良粉末。高技术制备也同样面临一个严重的问题，就是如何提高产品产率，实现工业化。

到目前为止，人们已经发展了多种方法制备各类纳米粒子。根据不同的要求或不同的粒径范围，可以选择各种适当的物理方法、化学方法及其他综合性的方法。物理方法制备纳米粒子主要涉及蒸发、熔融、凝固、形变、粒径变化等物理变化过程。物理方法制备纳米粒子通常分为粉碎法和构筑法两大类。前者是以大块固体为原料，将块状物质粉碎、细化，从而得到不同粒径范围的纳米粒子；构筑法是由小极限原子或分子的集合体人工合成超微粒子。化学方法制备纳米粒子通常包含着基本的化学反应，在化学反应中物质之间的原子必然进行组排，这种过程决定了物质的存在形态。这种化学反应有如下特征：①固体之间的最小反应单元取决于固体物质粒子的大小；②反应在接触部位所限定的区间内进行；③生成相对反应的继续进行有重要影响。

综合方法制备纳米粒子通常在制备过程中伴随一些化学反应，同时又涉及粒子的物态变化过程，甚至在制备过程中需要施加一定的物理手段来保证化学反应的顺利进行。显然，制备纳米粒子的综合方法涉及物理理论、方法与手段，也涉及化学基本反应过程。

对于纳米粒子的制备方法，目前尚无确切的科学分类标准。按照物质的原始状态分类，相应的制备方法可分为固相法、液相法和气相法；按研究纳米粒子的学科分类，可分为物理方法、化学方法和物理化学方法；按制备技术分类，又可分为机械粉碎法、气体蒸发法、溶液法、激光合成法、等离子体合成法、射线辐照合成法、溶胶-凝胶法，等等。分类方法不同，研究问题侧重点也不同。例如，在广义上说，进行化学反应的时候，也把纯粹的物质熔融、凝固看作化学反应，而这种物态变化主要呈现出物理变化；喷雾法制备纳米粒子的基本操作显然是物理方法，但为了最终获得所需要的粒子，还必须进行化学反应。在这种情形下，重要的问题是应尽可能地了解化学反应和物理变化与操作的相互联系，揭示过程本身所包含的各种机制。同样道理，在气相反应中、制备过程中的核心技术是反应气体如何生成，在很多情况下，这种生成过程是物理过程，而反应气体的制备中有很大部分又依赖于化学反应[2]。

2.4 纳米粒子的表面改性

纳米粒子粒度细、比表面积大、原子配位不足及高的表面能，使得这些表面原子具有很高的活性，极不稳定，易团聚。这种团聚的二次粒子难以发挥其纳米效应，使材料达不到理想的性能。因此，为了提高纳米粒子在高聚物混合体系中的分散能力，增加纳米粒子与其他组分的结合力，需要对纳米粒子进行表面改性。

纳米粒子表面改性是指采用物理、化学等深加工处理的方法对纳米粒子的表面进行处理、修饰和加工，从而控制其内应力，增加纳米颗粒间的斥力，降低颗粒间的引力，使粒子的表面物理、化学性质（形貌、晶体结构、缺陷状态、应力状态、官能团表面能、表面疏水性、表面润湿性、表面电势、表面吸附和反应特性等）发生变化，有目的地改变纳米粒子表面的物理、化学性质，从而改善或改变纳米粒子的分散性，提高微粒表面活性，使微粒表面产生新的物理、化学、机械性能及新的功能以及改善粒子与其他物质之间的相容性，满足纳米粒子加工及应用需要的一门科学技术[3,4]。

2.4.1 纳米粒子团聚的原因

由于纳米粒子所具有的特殊的表面结构，在粒子间存在着有别于常规颗粒间的作用能，即纳米粒子的表面因缺少邻近配位的原子，具有很高的活性，而使纳米粒子彼此团聚的内在属性，其物理意义应是单位比表面积纳米粒子具有的吸附力。它是纳米粒子几个方面吸附的总和：纳米粒子间氢键、静电作用产生的吸附；纳米粒子间的量子隧道效应、电荷转移和界面原子的局部产生的吸附；纳米粒子巨大的比表面产生的吸附。纳米作用能是纳米粒子易团聚的内在因素。要得到分散性好、粒径小、粒径分布窄的纳米粒子，必须削弱或减小纳米作用能。

2.4.2 纳米粒子表面物理改性

表面物理改性一般是指不用表面改性剂而对微纳米粉体实施表面改性的方法，包括电磁波、中子流、α粒子、β粒子等的辐射处理以及超声处理、等离子处理、热处理、电化学处理等，其中热处理、电化学处理的技术复杂、成本较高，因此应用比较少。

2.4.2.1 辐射处理

辐射技术是对电离辐射与物质相作用产生的物理学、化学和生物效应的规律进行研究开发和应用的一门新技术。通过高能辐照使纳米粒子表面产生活性点，引发活性有机单体在其表面接枝包覆一层聚合物膜，从而改变微纳米粒子的表面性质，增加其与高分子材料的相容性。

2.4.2.2 超声处理

超声分散是降低纳米粒子团聚的有效方法,利用超声空化时产生的局部高温、高压或强冲击波和微射流等，可较大幅度地弱化纳米粒子间的纳米作用能，有效地防止纳米粒子团聚而使之充分分散。超声时间对颗粒的分散性影响较大，超声时间过长时，纳米粒子的团聚现象反而加剧。这主要由于超声波能量较高，颗粒表面形成许多高活性点，颗粒间碰撞的概率增加，容易形成新的团聚体，因此分散性反而变差。在实际应用中应避免使用过热超声搅拌，因为随着热能和机械能的增加，颗粒碰撞的概率也增加，反而导致进一步的团聚。因此，应该选择最低限度的超声分散方式来分散纳米粒子。

2.4.2.3 等离子体处理

等离子体处理可以使纳米粒子表面薄层的性质发生改变，颗粒大小及分布等其他特性均无明显变化。此外，还具有等离子体处理过程需要很少的能量，整个过程不需要溶剂、聚合物的特性（如含有的官能团、反应性等），可根据应用场合的不同进行改变等优点，但这种处理方法的不足之处是需要在真空下进行。

2.4.3 纳米粒子表面化学改性

表面化学改性指通过纳米粒子表面与处理剂之间进行化学反应或化学吸附,

改变纳米粒子表面的结构、化学成分以及电化学特性等，达到表面改性的目的，主要有酯化反应法、表面活性剂改性法、偶联剂法、表面接枝改性法等。由于采用化学改性法改性后，纳米粒子性能较为稳定，因此这种方法被广泛采用。

2.4.3.1　酯化反应法

金属氧化物与醇的反应称为酯化反应，利用酯化反应对纳米粒子表面改性最重要的是使原来亲水疏油的表面变为亲油疏水的表面，这种表面功能的改性在实际应用中十分重要。纳米粒子表面有大量的悬挂键，极易水解生成—OH，因此它具有较强的亲水极性表面，可以通过产生氢键、共价键、范德瓦耳斯力等来吸附一些物质。当利用酯化反应进行表面改性修饰后，纳米粒子即变为亲有机疏无机的表面，有利于在有机相中均匀分散并和有机相进行有效的结合。酯化反应中采用伯醇最有效，仲醇次之，叔醇无效。该法对表面为弱酸性和中性的纳米粒子最有效，如 SiO_2、Fe_2O_3、TiO_2、Al_2O_3、ZnO 等。此外，碳纳米粒子也可用酯化法进行表面改性。

2.4.3.2　表面活性剂改性法

将表面活性剂加入含有纳米粒子的溶液中，其反应基团与纳米粒子表面的基团反应，形成新的化学键，从而达到对纳米粒子表面进行修饰和改性的目的。表面活性剂分子由性质截然相反的两部分组成，一部分是与油或有机物有亲和性的亲油基，另一部分是与水或无机物有亲和性的亲水基。表面活性剂的这种结构特点使它能够应用于纳米粒子的表面改性处理，使纳米粒子表面的亲水基变为亲油基，从而改善纳米粒子与有机物的亲和性，提高其在塑料、橡胶、纤维、胶黏剂等高聚物基复合材料填充时的相容性和在涂料中的分散性。表面活性剂分为离子型和非离子型，由于离子型表面活性剂的吸附性比非离子型表面活性剂的强，前者的处理效果往往优于后者。

2.4.3.3　偶联剂法

偶联剂是具有两性结构的化学物质，主要用作高分子材料的助剂。其分子中的一部分基团可与粉体表面的各种官能团反应，形成强有力的化学键合，另一部分基团可与有机高聚物发生某些化学反应或物理缠绕。因此偶联剂被称为"分子桥"，用来改善无机物与有机物之间的界面作用，从而大大提高复合材料的性能。常用的偶联剂主要有硅烷偶联剂、钛酸酯偶联剂、锆铝酸盐偶联剂、铝酸酯偶联剂等，其中硅烷偶联剂是研究最早、应用最广的偶联剂之一，对表面具有羟基的无机纳米粒子最有效。在无水的条件下，硅烷偶联剂上的氧直接和表面羟基反应，在有水的条件下它能很快水解成硅醇。纳米二氧化硅粒子与有机硅烷偶联剂之间的作用可能有范德瓦耳斯力、氢键和化学键，而有机硅烷偶联剂的有机端与高分子（如 PMMA）又有官能团相结合，从而提高了有机和无机之间的亲和性，偶联剂将无机物表面与高聚物树脂偶联在一起成为一个整体的复合材料。

2.4.3.4　表面接枝改性法

表面接枝改性法是通过化学反应将高分子材料连接到无机粒子的表面上的方法。一些无机粒子（如 SiO_2、TiO_2、Al_2O_3、炭黑）表面所存在的大量的羟基或不饱和键，可以直接用来接枝聚合物，或者利用羟基进一步反应，在引入各类官能团之后再进行接枝。在纳米粒子表面接枝聚合物分子比用表面活性剂或者偶联剂具有更大的优势，不但提高了纳米粒子的分散稳定性，还增强了纳米粒子与树脂基体的相容性。通过选择合适的接枝单体和接枝条件，聚合物接枝粒子将具有可调节的性能。表面接枝改性法可分为偶联接枝法、纳米粒子表面聚合生长接枝法、聚合与表面接枝同步进行法。偶联接枝法是通过纳米粒子表面官能团与高分子的直接反应实现接枝，其优点是接枝的量可以控制，效率高。纳米粒子表面聚合生长接枝法是单体在引发剂作用下直接从无机颗粒表面开始聚合，诱发生长，完成颗粒表面高分子包覆。聚合与表面接枝同步进行法要求无机纳米粒子表面有较强的自由基捕捉能力。单体在引发剂作用下完成聚合反应的同时，立即被无机纳米粒子表面的强自由基捕获，使高分子的链与无机纳米粒子表面化学连接，实现了颗粒表面的接枝，这种边聚合边接枝的修饰方法对炭黑等纳米粒子特别有效。纳米粒子经表面接枝后大大提高了它们在有机溶剂和高分子溶剂中的分散性，人们可以根据需要制备含量大、分布均匀的纳米添加剂的高分子复合材料。

参 考 文 献

[1] Ball P, Garwin L. Science at the atomic scale[J]. Nature, 1992(355): 761-766.

[2] 曹茂盛, 关长斌, 徐甲强. 纳米材料导论[M]. 哈尔滨: 哈尔滨工业大学出版社, 2001: 24-25.

[3] 万冰华, 费敬银, 高文娟. 纳米粒子表面改性研究[J]. 材料开发与应用, 2010, 25(4): 98-104.

[4] 张心亚, 沈慧芳, 黄洪, 等. 纳米粒子材料的表面改性及其应用研究进展[J]. 材料工程, 2005, 10: 58-63.

3

一维纳米材料

自从 1991 年碳纳米管被发现后，一维纳米材料的独特性质逐渐引起了科研人员的广泛关注。近年来，一维纳米结构在化学、材料学、物理学、电子学等领域的研究正在成为纳米结构合成与组装的热点，正如哈佛大学的 Lieber 教授指出："一维体系是可用于电子及光激子有效传输的最小维度结构，因此可望成为纳米器件功能化和集成化的关键。"

一维纳米材料是纳米材料的一个重要分支，它不仅具有纳米材料所具有的性质，如小尺寸效应、量子尺寸效应、表面效应等，同时还具有纳米效应与一维纳米材料独特属性叠加的优异性能，如热稳定性、导电性、力学性能、电子和光子的快速通道效应等，因此，比颗粒状纳米结构有着更广泛的应用领域。作为材料的基本构筑单元，它们各自以独特的物理化学特性在纳米光电器件、传感器，生命科学等领域显示出重要的应用价值[1-3]。

3.1 一维纳米材料的分类与性质

一维纳米材料，狭义上，是指长、宽、高三维中的宽与高二维都是纳米尺度，形状是长条状，其形式有纳米线、纳米杆、纳米带、纳米纤维、纳米管、纳米链等；广义上，一维纳米材料与固体材料产生不同形式的复合，即准一维纳米材料，其形式有一维–零维（1-0）、一维––维（1-1）、一维–二维（1-2）、一维–三维（1-3）纳米复合材料。

3.1.1 纳米线

纳米线可以被定义为具有在径向尺度小于 100nm，而在轴向则可达微米级甚至厘米级的宏观尺度范畴。典型的纳米线的长宽比常常在 1000 以上。由于其横截面尺寸非常小，所以在这样的尺度上，量子效应很重要，因此也被称作"量子线"。电子在纳米线中，横向受到量子束缚，能级不连续，其电子能级的计算公式为

$$E_{k_x,n,m} = \frac{\hbar^2 k_x^2}{2m} + \frac{n^2 \hbar^2 \pi^2}{2mL_y^2} + \frac{m^2 \hbar^2 \pi^2}{2mL_z^2} \qquad (3\text{-}1)$$

式中，n、m是整数，k_x是波矢在x方向上的分量。从（3-1）式中可以看出，$E_{k_x,n,m}$只能取分立的值，这就意味着量子线中的电子能级是分离的。这种量子束缚的特性在一些纳米线中表现为非连续的电阻值。这种分立值是由纳米尺度下量子效应对通过纳米线电子数的限制引起的。这些分立值通常被称为电阻量子化（即量子束缚原理）。一维纳米线的性质介于量子点与量子阱之间，其独特的长径比使得纳米线可以用来作为电子发射源，在纳米器件的组装和原位表征方面有着其他纳米材料（如纳米颗粒）所不具有的独特优势[4-9]。

根据组成材料的不同，纳米线可分为不同的类型[10]，包括金属纳米线（如Ni、Pt、Au、Ag、Cu等）、半导体纳米线（如InP、Si、GaN、Si₃N₄、CdS、GaAs等）、绝缘体纳米线（如SiO₂、TiO₂等）和聚合物纳米线。对比Si、SiO₂等无机纳米线，聚合物纳米线展示出了无机纳米线所不具备的优点，如高柔韧性，可以随意弯曲/挤压和制成各种形状，因此，一些新型聚合物纳米线或者复合金属纳米线也已经报道，如聚对苯二甲酸丙二醇酯（poly trimethylene terephthalate, PPT）纳米线，表现出优异的拉伸性能[11]。最近我们合成了导电聚合物聚苯胺（PANI）纳米线（图3-1），并对其功能化用于超级电容器电极材料[12]。

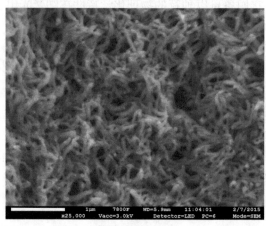

图 3-1　聚苯胺纳米线

作为纳米技术的一个重要组成部分，纳米线具有许多在块体或三维物体中没有的特性。纳米线体现出比大块材料更好的机械性能，且直径减小，强度变强，韧度变好，而且由于它们的高杨氏模量，添加到复合材料中可以增强机械强度。纳米线的电学性能相对于体材料也有着明显的不同。纳米线的导电性预期将远远小于体材料。其原因是，当纳米线的横截面尺寸小于体材料的平均自由程时，载流子在边界上的散射效应将会突显出来，电阻率将会受到边界效应的严重影响。纳米线的表面原子并不像在体材料中的原子一样能够被充分地键合，这些没有被充分键合的表面原子则常常成为纳米线中缺陷的来源，使得电子不能顺利地通过，从而使得纳米线的导电能力低于体材料。随着纳米线尺寸的减小，表面原子的数目相对整体原子的数目增多，因而边界效应更加明显。更进一步，电导率会经历能量的量子化。例如，通过纳米线的电子能量为离散值乘以朗道常数 G

$$G = \frac{2e^2}{h} \tag{3-2}$$

这里，e 是电子电量，h 是普朗克常量。电导率由此被表示成通过不同量子能级通道的输运量的总和。线越细，通过电子的通道数目越少。把纳米线连在电极之间，科学家可以研究纳米线的电导率。通过在拉伸时测量纳米线的电导率，科学家发现：当纳米线长度缩短时，它的电导率也以阶梯的形式随之缩短，每阶之间相差一个朗道常数 G。因为低电子浓度和低等效质量，这种电导率的量子化在半导体中比在金属中更加明显[13]。

除了上述优势外，纳米线的电化学性能表现也很出色。由于纳米线形貌规整，在电化学反应过程中结构稳定，在充放电循环过程中材料的柔韧性较好，提高了电极的循环性能。与纳米微粒相比，纳米线不易于团聚，从而表现出优异的电化学性能。因此，纳米线在电化学储能（如锂离子电池、电容器）中得到了广泛应用。

3.1.2　纳米管

纳米管具有两端开放的端口，可以填充任何纳米材料。碳纳米管是纳米管的典型代表，碳纳米管（carbon nanotube, CNT）是 1991 年由日本电气股份有限公司（NEC）的 Iijima 博士[14]在高分子透射电镜下观察电弧法制备富勒烯留下的沉积物时发现的。这是人们第一次发现了多壁碳纳米管。1993 年，Iijima 在 NEC 的小组[15]和 D. Bethune 在 IBM 的小组又同时发现了单壁碳纳米管。中国科学院物理研究所解思深等[16]实现了碳纳米管的定向生长，并成功合成了超长（毫米级）碳纳米管，在电弧放电法生长多层碳纳米管的动力学研究中，得到了分形、弥散及图斑生长的三种模式的单层碳纳米管，产量和质量均接近国际水平，并制备出当时世界上最细的碳纳米管，其管径接近理论极限。碳纳米管的研究推动了一维纳米材料的纵深发展。

碳纳米管是由多个碳原子六方点阵的同轴圆柱面套构而成的空心小管，根据制备方法和条件的不同，碳纳米管分为单壁管和多壁管。单壁管是由单层碳原子绕合而成的，结构具有较好的对称性与单一性，其典型直径和长度分别为 0.75～3nm 和 1～50μm。多壁管是由多层碳原子一层接一层绕合而成的，形状像同轴电缆，层数从 2 到 50 不等，层与层之间的距离为（0.34±0.01）nm，与石墨层间距（0.34nm）相当，典型直径和长度分别为 2～30nm 和 0.1～50μm。

单壁碳纳米管可看成是石墨烯平面映射到圆柱体上，如图 3-2（a）所示，利用石墨烯的平面格点构造碳纳米管的过程如下：任选一个格点 O 作原点，经格点 A 做一晶格向量 C，然后过 O 点作垂直于向量 C 的直线，B 点是该直线所经过的二维石墨烯平面的第一个格点，向量 $\overrightarrow{OB}$ 称为平移向量，用 T 表示。过 O 点作石墨六方网格的锯齿轴（zigzag axis）向量 a_1，向量 C 和 a_1 之间的夹角 θ 称为螺旋角。过 A 点作垂直于螺旋向量 C 的直线和过 B 点垂直 OB 直线相交于 B′ 线点，矩形 OABB′ 面积中所包含原子数就是一个单壁碳纳米管单胞的所含原子数。以 OB 为轴，卷曲石墨烯片，使 O 和 A 相接或使 OB 轴与 AB 或轴重合，就形成了单壁碳纳米管管体，OB 形成了单壁碳纳米管的管体，OA 形成单壁碳纳米管的圆周。通过这一构造过程可看出，在不考虑手性的情况下，单壁碳纳米管可由两个量（n, m）（n, m 表示石墨烯片层结构指数）确定，如图 3-2（b）所示。

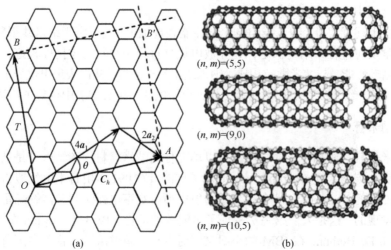

(a)   (b)

图 3-2　（a）构筑单壁碳纳米管的石墨烯片；（b）扶手椅型（5,5），
锯齿型（9,0），螺旋型（10,5）碳纳米管[17]

单壁碳纳米管可用手性矢量 C_h 唯一表示

$$C_h = na_1 + ma_2 \tag{3-3}$$

其中，n、m 为整数；a_1、a_2 为石墨烯的晶格常数（$a_1 = a(2, 1/2)$，$a_2 = a(2, 1/2)$，$a = a_{C-C} = 0.246nm$，a_{C-C} 为 C—C 键长）。碳纳米管直径为

$$d = \frac{a}{\pi}\sqrt{n^2 + nm + m^2} \tag{3-4}$$

碳纳米管手性矢量（C_h）与手性角（θ）的关系如表 3-1 所示。定义 C_h 与 a_1 的夹角为手性角θ。当手性角$\theta=30°$时，卷成的碳纳米管称为扶手椅型（armchair）。当手性角$\theta=0°$时，卷成的碳纳米管称为锯齿型（zigzag）。当手性角θ介于 0° 和 30°之间时，卷成的碳纳米管称为螺旋型（chiral）。由于映射过程出现夹角，碳纳米管中的网格会产生螺旋现象，而出现螺旋的碳纳米管具有手性。锯齿型和扶手椅型单壁碳纳米管的六边形网格和轴向的夹角分别为 0°或者 30°，不产生螺旋，所以没有手性，而在 0°～30°之间角度的单壁碳纳米管，其网格有螺旋，根据手性可把它们分为左螺旋和右螺旋两种。碳纳米管可以因直径（d）或手性角（θ）的不同而呈现很好的金属导电性或半导体性。研究表明：$d > 6nm$ 导电性明显下降，$d < 6nm$ 具有优良的导电性，$d \sim 0.7nm$ 时表现出超导性。

表 3-1　碳纳米管手性矢量（C_h）与手性角的（θ）关系[18]

类型	横截面碳环形状	手性角（θ）	手性矢量（C_h）
扶手椅型		30°	(n,n)
锯齿型		0°	($n,0$)
螺旋型（手性）	因手性角不同而不同	$0°<|\theta|<30°$	(n,m)

碳纳米管由于其独特的结构和奇特的物理、化学和力学特性以及其潜在的应用前景而备受人们的关注，并迅速在世界上掀起了一股研究的热潮。碳纳米管上碳原子的 p 电子形成大范围的离域 π 键，由于共轭效应显著，碳纳米管具有一些特殊的电学性质。早在 1992 年，Özkaymak 就根据理论模型分别推测出碳纳米管的导电属性与其结构密切相关，指出不同结构的碳纳米管可能是导体也可能是半导体，这主要与它的直径和螺旋结构有关，直径与螺旋结构主要由手性矢量（n,m）所决定。理论计算认为，当（$n-m$）为 3 的整数倍时，碳纳米管显金属导电性，否则显半导体性。Hamada 给出了两类碳纳米管对应的石墨卷轴的取向规则，约 1, 3 单层碳纳米管可看作一维金属，另 2, 3 可看成一维半导体。对于多层碳纳米管，相邻两层碳纳米管间的作用不会破坏各自的金属或半导体性，碳纳米管轴向的电阻率远远小于径向电阻率。

由于碳纳米管中碳原子采取 sp^2 杂化，相比 sp^3 杂化，sp^2 杂化中 s 轨道成分比较大，使碳纳米管具有高模量、高强度[20-22]。碳纳米管由于其管道结构及多壁碳管之间的类石墨层空隙，一个纳米管的直径和一个氢原子的直径相似，在这种情况下，H_2 的储存浓度可以达到一个极高的水平，使其成为最有潜力的储氢材料，成为当前研究的热点。1997 年美国学者 karl Johnson 首开先河，经研究发现，重约 500mg 的单壁碳纳米管室温储氢量可达 4.2 wt%，并且 78.3%的储存氢在常温下可释放出来，剩余的氢加热后也可释放出来，这种单壁碳纳米管可重复利用。

这一成果为储氢材料的研究开辟了广阔的前景，有望推动和促进氢能利用，特别是氢能燃料电池汽车的早日实现。

除此以外，通过对碳纳米管的功能化，可以扩展在其他领域的应用。在单壁碳纳米管的六边形网络中引入一对五边形与七边形缺陷，可导致同一碳纳米管既具有金属的性质，又具有半导体的性质，这种管实际上是一种分子二极管，电流可以沿着管子由半导体向金属的方向流动，而反向则无电流。据此原理制成的碳纳米管晶体管可以在室温下操作，并且具有高灵敏的开关速度。

随着纳米管技术的发展，已经由最早的碳类纳米管发展至今天的各类化学元素的纳米管，如无机纳米管（inorganic nanotubes，INTs）等[24-28]。无机纳米管被认为是可替代碳纳米管的最佳材料，显示出诸如简单的合成方法、良好的结晶度、尺寸分布的一致性、针状形态，以及可以与聚合物有效连接，从而具有优异的抗冲击性等优点。因此，它们是增强聚合物复合材料的机械性、导电性和热性能的最佳填料。这种类型的复合材料可用于光伏元件、静电散热器、耐磨保护材料等[29]。无机纳米管虽然具有很多的优点，但相比碳纳米管，还存在一些缺点，如质量比 CNT 大，并且拉伸应力不如 CNT，尽管如此，其在压缩下却特别坚固，有望用于抗冲击材料，如防弹背心。

3.1.3　纳米带

纳米带是指厚度在纳米量级、宽度可达几十到几百纳米的非常薄的长条形纳米结构，而长度可达几百微米，甚至几毫米。其显著特点是具有特定完整的晶面，其任意垂直截面是矩形。由于晶体在结构上的各向异性，不同的晶体表面具有不同的表面能，其物理属性也有很大的差异。因此，控制晶体某些特定晶面的生长，可以实现晶体的功能设计。纳米带是迄今发现的唯一具有结构可控且无缺陷的一维结构，而且具有比碳纳米管更独特更优越的结构和物理性能[30-33]。

2001 年，王中林等首次发现并合成纳米带状结构的半导体氧化物[34]，这是纳米材料合成领域的重大突破。目前为止，已经制备的单晶纳米带主要有 SnO_2[35]、ZnO[36]、TiO_2[37]、CbS、石墨烯[38]等。这些带状结构纯度高、产量大、结构完整、表面干净，并且内部无缺陷、无位错，是理想的单晶线型薄片结构，从而引起人们的广泛关注。

准一维结构的纳米带由于其不同于管、线材料的新颖结构以及独特的光电性能而受到广泛关注。纳米带虽然缺少柱形纳米管所具有的高结构力，但其生产过程简单而可控，大量生产时能够保证材料结构统一，基本没有缺陷。这些带状结构材料纯度可高达95%以上，而且产量大、结构完美、表面干净，并且内部无缺陷、无位错。相比之下，碳纳米管的纯度仅能达到70%左右。纳米带的优点有可能使其更早地被投入工业生产。

关于纳米带的制备和物性的研究还处在一个较为初级的阶段，但已显示出在基础理论研究和实际应用等方面的巨大潜力。在各国科学工作者的共同努力下，虽然已经取得了一些成绩，但仍存在着许多尚待解决的问题。例如，如何进一步优化工艺，使纳米带的形状、尺寸以及位置达到可控；如何进一步探索、开发和利用纳米带所具有的优良的性能；如何建立一套新的理论以指导其应用等。

3.1.4　纳米棒/杆

纳米棒/杆是指长度较短、纵向形态较直的一维圆柱状或其横截面呈多角状实心纳米材料。至今，关于纳米棒与纳米丝之间并没有一个统一的标准，从长度而言，通常把长度小于 1mm 的纳米丝称为纳米棒，把长度大于 1mm 的称为纳米线。从形貌而言，纳米线表现为直的或弯曲的一维实心纳米材料，而纳米棒/杆则表现为短直结构。目前已经成功合成了 Au[39]、ZnO[40,41]、TiO$_2$[42]等纳米棒。纳米棒/杆在生物传感器、纳米晶体管、高频微波电子器件等领域应用潜力巨大。

3.1.5　纳米纤维

纳米纤维是指直径为纳米尺度而长度较大的具有一定长径比的线状材料。此外，将纳米颗粒填充到普通纤维中对其进行改性的纤维也称为纳米纤维。从狭义上讲，纳米纤维的直径为 1～100nm，但从广义上讲，纤维直径小于 1000nm 的纤维均称为纳米纤维。广义地说，零维纳米材料（如纳米粒子）或一维纳米材料（如纳米线、纳米管、纳米杆）与三维纳米材料（体材料）复合而制得的传统纤维，也可以称为纳米复合纤维。更确切地说，这种复合纤维应称为由纳米微粒或纳米纤维改性的传统纤维。

纳米纤维拥有巨大的比表面积，其比表面积是微米纤维的 1000 倍，导致其表面能和活性增大，从而产生了小尺寸效应、表面或界面效应、量子尺寸效应、宏观量子隧道效应等，在化学、物理（如热、光、电磁等）性质方面表现出特异性。纳米纤维质量轻、渗透性好、比表面积大、孔隙率高、内部孔隙的连通性好、容易与纳米级的化学物质或功能性物质相结合，使其在很多应用领域[43,44]中都表现出良好的性能。

纳米纤维的人工制造在近十年才开始得到科学界和产业界的广泛重视，成为纳米材料研究的热点之一。然而，目前世界上纳米纤维的生产效率普遍很低，可提供的纳米纤维种类有限，纤维的功能化改性技术尚不成熟。在目前欧美市场上推出的纳米纤维产品多通过静电纺丝方法生产，但静电纺丝法主要针对溶液纺丝体系，并且生产效率较低，需解决量产问题。随着研究的不断深入，纳米纤维的可控制备及其产业化将取得重大突破。

3.1.6　其他一维纳米材料

除了上述常见的一维纳米结构外，还有纳米环、纳米弹簧等，例如，佐治亚理工学院王中林教授研究组以氧化铝为基底，以氧化锌粉末为原料，在高温下成功合成了各种结构的纳米弹簧[45]。

3.2　一维纳米材料的制备方法

一维纳米材料与球形纳米粒子相比，其物理性质已被显著改变，并且因为它们的固有几何形状经组装成超级结构从而被赋予了新的性质。在过去的几年中，研究人员投入了大量的精力来开发各种一维半导体纳米结构。目前常用的制备方法有：溶剂热法、模板法、化学气相沉积法、模板辅助电化学沉积法和静电纺丝法。下面就常规的制备一维纳米材料的方法进行简要归纳。

3.2.1　溶剂热法

溶剂热法是在以溶剂或水溶液为反应介质的特制密闭容器（高压釜）中，将反应物按一定比例加入溶剂中并加热至临近温度，在反应体系中溶剂处在高于其临界点的温度和压力，使通常不溶或难溶的反应物在液态与气态的水的传递压力的作用下溶解于溶剂，从而使常规条件下不能发生的反应得以在液相中进行，合成纳米材料[46]。溶剂热法的可操作性和可调变性以及低温合成优势使其在纳米线制备中占有重要的地位，并得到了一系列的优秀研究成果。Cheng 等[47]通过溶剂热法在导电玻璃基底上合成了定向 ZnO 纳米线阵列，并进一步在 ZnO 纳米线表面构筑次级结构，这种结构提高了染料吸附性，从而增强了光电特性。我们课题组以静电纺丝技术制备的碳纳米纤维为基底，采用溶剂热法在碳纳米纤维表面生成了次级 $NiCo_2O_4$ 纳米线（图 3-3），该复合碳纳米纤维布具有非常好的柔韧性，有望应用于柔性储能器件。

溶剂热法合成一维纳米材料不需要特别复杂的设备，制备工艺过程简单易控，适于工业批量生产，同时制得的一维纳米材料形貌完整，比表面积大，孔隙率高，晶相转换率高[48]。因此，溶剂热法已经成为制备一维纳米材料的常用方法之一。

3.2.2　模板法

该方法基于模板的空间限域作用实现对纳米材料的大小、形貌、结构等特性的控制合成。模板法根据其模板自身的特点和限域能力的不同又可分为硬模板和软模板两种。二者的共性是都能提供一个有限大小的反应空间，区别在于前者提

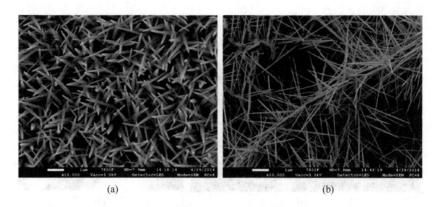

图 3-3 （a）无基底自由生长 NiCo₂O₄ 纳米线；

（b）碳纳米纤维基底生长次级 NiCo₂O₄ 纳米线

供的是静态的孔道，物质只能从开口处进入孔道内部；而后者提供的是处于动态平衡的空腔，物质可以透过腔壁扩散进出[49]。模板法通过前驱体的填充、包裹等将模板的结构、形貌复制到产物中去，然后通过酸碱溶解、高温分解等去除模板，合成一维的纳米线、纳米管等[50]。王中林教授团队[51]以聚苯乙烯（PS）光子晶体膜为模板，Au 为催化剂，得到了限域定向生长的 ZnO 纳米线森林。我们课题组以采用静电纺丝技术制备的聚苯乙烯纳米纤维为模板，结合层层组装技术获得了无机 TiO₂[52]（图 3-4）和导电聚合物（图 3-5）两种中空结构纳米纤维[53]。

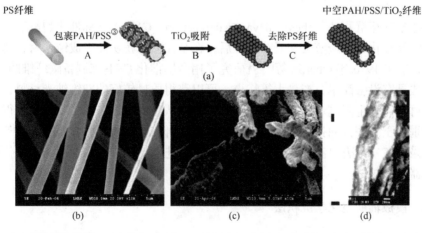

图 3-4 （a）层层组装模板法制备 TiO₂ 中空纳米纤维机制图；（b）电纺聚苯乙烯纳米纤维 SEM[①] 图；（c）PAH/PSS/TiO₂ 中空纳米纤维 SEM 图；（d）PAH/PSS/TiO₂ 中空纳米纤维 TEM[②]图

① SEM：扫描电子显微镜
② TEM：透射电子显微镜
③ PAH：聚苯乙烯磺酸盐. PAH：聚丙烯氯化铵

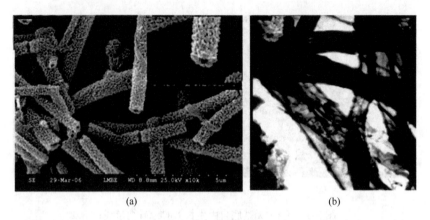

(a)　　　　　　　　　　　　　(b)

图 3-5　MWCNT/(PAH/PSS)中空纳米纤维形貌:（a）SEM 图;（b）TEM 图

与其他方法相比较,模板法制得的纳米材料由于能够以模板为精确载体,从而使材料的形貌达到理想的尺寸、形状和结构。另外,模板法能够合成纳米线、纳米管、纳米棒等单分散、几何尺寸可控的纳米结构材料,同时也可以合成相应的微阵列体系。因此,模板法合成纳米结构材料是一种物理、化学等多种方法集成的合成工艺,使人们在设计、制备、组装纳米结构材料及其阵列体系上有更多的自由度,在纳米结构制备科学上有广阔的应用前景。

3.2.3　化学气相沉积法

化学气相沉积法（chemical vapor deposition,CVD）又称催化裂解法,是指反应物经过化学反应蒸发和凝结过程后,在基体上沉积从而生成纳米材料的一种方法,早在 1976 年 Oberlin 等[54]就研究了用金属催化 C_2H_2 来制备碳纤维的方法。该方法具有设备简单、产量大等特点,可以获得质量较好的一维纳米材料,但是对于材料有一定限制。清华大学范守善教授团队首次报道采用 CVD 法获得了大面积垂直于基底方向排列的碳纳米管薄膜,并研究了在场发射方面的应用[55]。此后,采用 CVD 法制备一维纳米材料不断取得进展[56],应用在能源、生物传感、电子器件等领域。

3.2.4　模板辅助电化学沉积法

电化学沉积法在过去几十年中发展迅速,是合成金属、半导体和聚合物纳米材料的常用方法。而模板辅助电化学沉积法制备多孔纳米线不仅高效、低能耗,而且制备的材料具有优异的均一度。模板电化学沉积法是选择具有纳米孔径的多孔材料作为阴极,利用物质在阴极的电化学还原反应使材料定向地进入纳米孔道中,模板的孔壁将限制所合成材料的形状和尺寸,从而得到一维纳米材料[57]。

　　早在 1987 年，佛罗里达州立大学 Martin 教授团队采用电化学和模板合成的方法，以聚碳酸酯滤膜为模板成功地制备了 Pt 纳米线阵列。在过去几十年里，随着纳米材料研究的兴起，电化学沉积逐渐发展成为一种简单、有效的纳米材料的制备方法，这种方法在纳米材料的制备领域一直都受到较高程度的关注，得到了很大的发展。东北大学刘晓霞教授课题组采用电化学沉积法在部分剥离的碳纤维上电沉积氧化钒纳米线，作为电极用于超级电容器，极大地提高了循环稳定性，100000 圈充放电循环后没有任何性能衰减。利用氧化铝模板，人们不仅制备出了单质的金属纳米阵列，而且还制备出了规则的合金纳米线阵列、半导体纳米线阵列、磁性纳米线阵列，以及多种纳米管束，如镍纳米管束、ZnO 纳米管、合金纳米管。

　　在最近的工作中，我们课题组以 Ti 网为基底，采用恒流电沉积技术在 Ti 网表面生长 PANI 纳米线，并进一步在 PANI 纳米线表面电沉积 MnO_2 层，得到了 MnO_2 包裹 PANI 的核壳结构纳米线，如图 3-6 所示。

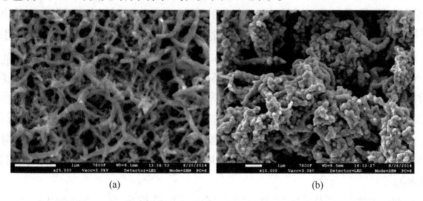

(a)　　　　　　　　　　　　(b)

图 3-6　（a）PANI 纳米线；（b）PANI@MnO₂ 核壳结构纳米线

　　电化学沉积法为纳米材料的制备开辟了一块新天地。与其他方法相比，该方法设备简单、操作方便、能耗低，而且可以通过改变模板的孔径和电化学参数获得不同形状和大小的纳米材料。但是，电化学合成纳米材料方法的起步较晚，一些反应过程的机制还不清楚；此外，目前产量还很低，不适合工业化生产，有待学者进一步研究。

3.2.5　静电纺丝法

　　静电纺丝法是聚合物溶液或熔体借助静电力作用进行喷射拉伸而获得纤维的一种方法。电纺纳米纤维，主要是基于对黏性溶液的单轴性拉伸而制得的。其原理是当没有外加电压时，由于滴管中的溶液受到重力的作用而缓慢沿滴管壁流淌，而在溶液与滴管壁间的黏附力和溶液本身所具有的黏度和表面张力的综合作用下，形成液滴，悬挂在滴管口。开启电场后，聚合物溶液或熔体带上几千至上万伏高压静电，带电的聚合物液滴在电场力的作用下在毛细管的 Taylor 锥顶点被加速。当电场力足够大超过某一临界值时，聚合物液滴克服表面张力在 Taylor 锥口形成爆炸，瞬间被分成很多细流，形成喷射细流。细流在喷射过程中溶剂蒸发或固化，最终落在接收装置上，形成类似非织造布状的纤维毡。用静电纺丝法制得的纤维比传统的纺丝方法细得多，直径一般在数十到上千纳米。

典型的静电纺丝装置主要由高压电源、溶液储存装置、喷射装置和纤维收集装置四个部分组成。高压电源一般采用直流高压静电发生器来产生高压静电场。溶液储存装置可以使用注射器或储液管等，其中装满聚合物溶液或熔融液，并插入一个金属电极。该电极与高压电源相连，使液体带电。喷射装置为内径为 0.15~2mm 的毛细管或注射器针头。

从静电纺丝原理可知，在纳米纤维形成过程中主要有三个力作用，分别是表面张力、静电排斥力和聚合物本身的黏滞力，对应纺丝溶剂、电场强度和聚合物物理属性三个参数，通过调控这三个参数可获得多种形貌的纳米纤维。夏幼南教授[58]利用一对平行硅片作为收集装置，通过带电纤维与收集装置之间的作用力，使纤维优先垂直于收集器排布，从而获得平行的纤维膜。静电纺丝技术还可被发展来制备多孔、管状或者核壳结构。Megelski[59]考察了溶剂在电纺纤维过程中对纤维形貌的影响，将聚苯乙烯与高挥发性的有机溶剂 CS_2 混合制备了表面带有多孔结构的聚苯乙烯纤维。我们课题组在前期的工作中通过在电纺聚苯乙烯（PS）溶液中调控四氢呋喃（THF）/二甲基甲酰胺（DMF）的配比得到了串珠结构和碗状结构（图 3-7）。另外，通过调控电纺环境的湿度得到了孔结构不同的 PS 纤维（图 3-8）。

通过电纺装置的设计同样也可以很好地调控纤维形貌。华盛顿大学的夏幼南教授[60]采用同轴毛细管喷射装置，电纺两种互不相溶的液体，然后选择性地去掉

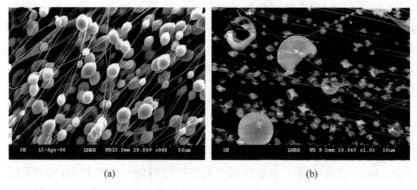

(a)   (b)

图 3-7　（a）串珠结构 PS 纤维；（b）碗状结构 PS 纤维

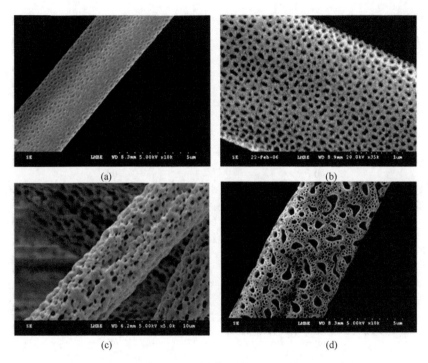

图 3-8　不同湿度条件下电纺多孔结构 PS 纤维 SEM 图
（a）20%；（b）40%；（c）50%；（d）60%

内核而得到了中空纳米纤维，纤维的直径和壁厚还可以通过内外层液体的流速来控制。这种均一尺寸及可控的中空纳米纤维将有望用于构造微流控装置和光波传导领域。我们课题组设计了独特的阵列式电纺收集装置，一次性得到了定向、交叉两种结构的纳米纤维膜，如图 3-9 所示。同时我们采用 Ansys 分析软件解释了采用针尖阵列，电场呈周期性均匀分布，比平面导体电场分布更均匀，虽然也遵循边缘最强中间最弱的电场原理，但不像平面导体衰减得很剧烈而是平缓地递减，这样纤维沉积到针尖上受到周围的针尖电场的均匀作用而受到均衡拉力，从而呈现定向有序排列。这种收集装置由于针尖和纤维之间只是点面接触而很容易剥离，这在细胞分离中有很好的应用。

　　采用静电纺丝技术能生产出各种不同纳米纤维组成的材料，这些电纺纤维材料在能量存储、卫生保健、生物科技、环境工程以及防卫和安全等领域具有十分广泛的应用。但电纺技术所面临的一个重要问题是如何提高产量。与工业化纺丝技术相比，电纺纤维的产量微乎其微，因此开发工业级电纺设备是解决量产化的关键。

　　一维纳米材料的研究开发虽已取得了较大进展，但随着研究的不断深入，人们发现这些材料还存在一些问题，如材料的晶度、均匀度、直径、长度、产量等

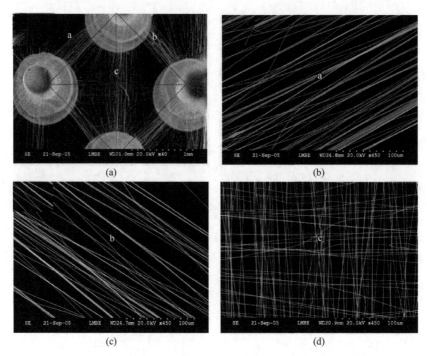

图 3-9　纳米纤维阵列 SEM 图
（a）收集装置顶端纤维形貌；（b）a 区域放大纤维形貌 SEM 图；
（c）b 区域放大纤维形貌 SEM 图；（d）c 区域放大纤维形貌 SEM 图

难以精准控制，从而影响材料的性能。因此，如何解决材料合成中出现的问题是当前研究者所面临的重要课题。

3.3　一维纳米材料的应用

纳米线、纳米晶须、纳米纤维、纳米管和其他一维纳米结构材料在提高功能材料和复合材料光、电、热和机械性能方面具有优异的表现，由这些一维材料制成的介电质和半导体纳米材料广泛应用于先进储能集能设备、催化剂载体、柔性电子设备和建筑用材等领域中。

3.3.1　药物缓释

静电纺微纳米纤维支架具有高的比表面积和三维结构等优点，在组织修复、药物载体和疾病治疗等方面已经有了较多的研究。装载活性药物和生物功能的聚酯类静电纺纤维具有很好的生物功能性和生物相容性，在组织再生和修复领域将发挥重要的作用。Abidian 等[61]采用导电聚合物(如 poly 3,4-ethylenedioxythiophene,

PEDOT）管作为地塞米松药物的载体，携带药物的 PEDOT 导电聚合物纳米纤维管置于电场中，通过电压来控制 PEDOT 管的收缩与膨胀，从而控制药物的释放。

对于装载药物的静电纺纤维支架，通过传统的表面化学改性方法很难实现载药纤维支架的表面生物功能化，同时维持纤维内药物的活性和装载效率。苏州大学崔文国课题组[62]通过纤维表面选择性地接枝氨基化-PEG、RGD 或 bFGF 生长因子等生物活性分子对纤维表面活化，该纤维膜具有初期促进损伤皮肤的修复和重建，后期持续缓慢释放难溶性的 Rg3 药物实现抑制增生性，从而达到综合性治疗的效果。

3.3.2　生物传感器

纳米线传感器具有尺寸小、灵敏度高、响应快和能耗低的优点，在化学及生物等领域有广泛的应用前景，已成为研究的热点。现阶段，传感器在微型化、自动化、选择性、稳定性、灵敏性、响应时间和使用寿命等方面的要求越来越高，新型传感材料的开发应用越来越受到重视。采用新材料制作新型传感器已成为研究的重要方向之一，以纳米线作传感器敏感材料的研究尤其引人注目。这主要在于一维纳米材料有巨大的比表面积和很高的表面活性，所以对周围环境尤其敏感。

Si 纳米线的表面积大、表面活性高，对温度、光、湿气等环境因素的敏感度高，外界环境的改变会迅速引起表面或界面离子价态电子输运的变化，利用其电阻的显著变化可制成纳米传感器，并具有响应速度快、灵敏度高、选择性好等特点，可实现 Si 纳米线在化学、生物传感中的应用。近几年来，Si 纳米线在检测细胞、葡萄糖、H_2O_2、牛血清蛋白和 DNA 杂交方面取得了很大进展。北京化工大学的苏志强教授[63]利用静电纺丝技术制备了石墨烯/纳米银杂化的三维纳米纤维膜电极材料，其比表面积大的优点，有利于催化剂与被检测底物之间的接触，从而增强生物传感器的检测效果。该方法为快速、高效地构建高活性电化学膜电极提供了一种新颖的思路。清华大学张莹莹教授课题组[64]采用静电纺丝桑蚕丝并高温碳化得到微晶石墨化纳米纤维膜，该传感器具有超高灵敏度（34.47kPa^{-1}）、高透明度（90.75%）、低检测极限（0.8Pa）、超短响应时间（<16.7ms）等优点，将其贴附于人体皮肤或集成在可穿戴设备中，可在健康信号、触觉重建和人机交互等领域应用。

3.3.3　其他方面应用

一维纳米材料独特的结构及其多孔性特点使得快速的离子扩散和电子转移成为可能，也能够减少活性材料在电解质中暴露，还能通过组装法增加材料的体积比和能量密度，使其在晶粒尺寸、表面积、离子扩散长度、孔道结构等方面具有独特的优势，因此，在电化学储能，如锂离子电池[65,66]、超级电容器[67]等领域作为电极材料，有望实现高容量、高倍率性能以及长期循环性能的储能器件。

参 考 文 献

[1] Appell D. Nanotechnology: Wired for success[J]. Nature, 2002, 419(6970): 553-555.

[2] Duan X, Huang Y, Cui Y, et al. Indium phosphide nanowires as building blocks for nanoscale electronic and optoelectronic devices[J]. Nature, 2001, 409(6816): 66-69.

[3] Samuelson L. Self-forming nanoscale devices[J]. Materials Today, 2003, 6(10): 22-31.

[4] Law M, Goldberger J, Yang P. Semiconductor nanowires and nanotubes[J]. Annu. Rev. Mater. Res. , 2004, 34: 83-122.

[5] De Franceschi S, Van Dam J A, Bakkers E, et al. Single-electron tunneling in InP nanowires[J]. Applied Physics Letters, 2003, 83(2): 344-346.

[6] Björk M T, Thelander C, Hansen A E, et al . Few-electron quantum dots in nanowires[J]. Nano Letters, 2004, 4(9): 1621-1625.

[7] Zhong Z, Fang Y, Lu W, et al. Coherent single charge transport in molecular-scale silicon nanowires[J]. Nano Letters, 2005, 5(6): 1143-1146.

[8] Fasth C, Fuhrer A, Björk M T, et al. Tunable double quantum dots in InAs nanowires defined by local gate electrodes[J]. Nano Letters, 2005, 5(7): 1487-1490.

[9] Björk M T, Ohlsson B J, Sass T, et al. One-dimensional heterostructures in semiconductor nanowhiskers[J]. Applied Physics Letters, 2002, 80(6): 1058-1060.

[10] Lupu E N. Nanowires Science and Technology[M]. Vukovar: Intech, 2010.

[11] Chuah H H. Orientation and structure development in poly(trimethylene terephthalate) tensile drawing[J]. Macromolecules, 2001, 34(20): 6985-6993.

[12] Pan C, Lv Y, Gong H, et al. Synthesis of Ag/PANI@ MnO$_2$ core-shell nanowires and their capacitance behavior[J]. RSC Advances, 2016, 6(21): 17415-17422.

[13] Tilke A T, Simmel F C, Lorenz H, et al. Quantum interference in a one-dimensional silicon nanowire[J]. Physical Review B, 2003, 68(7): 075311-1-4.

[14] Iijima S. Helical microtubules of graphitic carbon[J]. Nature, 1991, 354(6348): 56.

[15] Iijima S. Growth of carbon nanotubes[J]. Materials Science and Engineering: B, 1993, 19(1-2): 172-180.

[16] Li W Z, Xie S S, Qian L X, et al. Large-scale synthesis of aligned carbon nanotubes[J]. Science, 1996, 274(5293): 1701-1703.

[17] Qian D, Wagner G J, Liu W K, et al. Mechanics of carbon nanotubes[J]. Applied Mechanics Reviews, 2002, 55(6): 495-533.

[18] 陈展虹. 碳纳米管结构概述[J]. 福建教育学院学报, 2003, 10: 76-83.

[19] Erkoç S, Özkaymak S. Energetics of carbon nanotube[J]. The European Physical Journal D: Atomic, Molecular, Optical and Plasma Physics, 1998, 4(3): 331-333.

[20] Sengupta R, Bhattacharya M, Bandyopadhyay S, et al. A review on the mechanical and electrical properties of graphite and modified graphite reinforced polymer composites[J]. Progress in Polymer Science, 2011, 36(5): 638-670.

[21] Qian D, Wagner G J, Liu W K, et al. Mechanics of carbon nanotubes[J]. Appl. Mech. Rev. , 2002, 55(6): 495-533.

[22] Coleman J N, Khan U, Blau W J, et al. Small but strong: A review of the mechanical properties of carbon nanotube-polymer composites[J]. Carbon, 2006, 44(9): 1624-1652.

[23] Wang Q, Challa S R, Sholl D S, et al. Quantum sieving in carbon nanotubes and zeolites[J]. Phys. Rev. Lett. , 1999, 82(5): 956.

[24] Mukhopadhyay K, Ram K, Rao K U B. Carbon nanotubes and related structures[J]. Defence. Sci. J. , 2008, 58(4): 437.

[25] Yang P D. The Chemistry of Nanostructured Materials[M]. Singapore: World Scientific, 2003.

[26] Koch C C. Nanostructured Materials: Processing, Properties and Applications [M]. New York: William Andrew, 2006.

[27] Wong E W, Sheehan P E, Lieber C M . Nanobeam mechanics: elasticity, strength, and toughness of nanorods and nanotubes[J]. Science, 1997, 277(5334): 1971-1975.

[28] Remškar M. Inorganic nanotubes[J]. Adv. Mater. , 2004, 16(17): 1497-1504.

[29] Todaro M T, Blasi L, Giordano C, et al. Nanowalled polymer microtubes fabricated by using strained semiconductor templates[J]. Nanotechnology, 2010, 21(24): 245305-1-5.

[30] Wen J G, Lao J Y, Wang D Z, et al. Self-assembly of semiconducting oxide nanowires, nanorods, and nanoribbons[J]. Chem. Phys. Lett. , 2003, 372(5): 717-722.

[31] Law M, Sirbuly D J, Johnson J C, et al. Nanoribbon waveguides for subwavelength photonics integration[J]. Science, 2004, 305(5688): 1269-1273.

[32] Huang B J, Li F, Zhang C W, et al. Electronic structure and optical properties of Ag-doped SnO_2 nanoribbons[J]. RSC Adv. , 2014, 4(79): 41819-41824.

[33] Yan H, Johnson J, Law M, et al. ZnO nanoribbon microcavity lasers[J]. Adv. Mater. , 2003, 15(22): 1907-1911.

[34] Pan Z W, Dai Z R, Wang Z L. Nanobelts of semiconducting oxides[J]. Science, 2001, 291(5510): 1947-1949.

[35] Law M, Kind H, Messer B, et al. Photochemical sensing of NO_2 with SnO_2 nanoribbon nanosensors at room temperature[J]. Angewandte Chemie, 2002, 114(13): 2511-2514.

[36] Gao P, Wang Z L. Self-assembled nanowire-nanoribbon junction arrays of ZnO[J]. J. Phys. Chem. B, 2002, 106(49): 12653-12658.

[37] Chen G, Ji S, Li H, et al. High-energy faceted SnO_2-coated TiO_2 nanobelt heterostructure for near-ambient temperature-responsive ethanol sensor[J]. ACS Appl. Mater. Inter. , 2015, 7(44): 24950-24956.

[38] Li X, Wang X, Zhang L, et al. Chemically derived, ultrasmooth graphene nanoribbon semiconductors[J]. Science, 2008, 319(5867): 1229-1232.

[39] Tsai M F, Chang S H G, Cheng F Y, et al. Au nanorod design as light-absorber in the first and second biological near-infrared windows for *in vivo* photothermal therapy[J]. ACS Nano, 2008, 7(6): 5330-5342.

[40] Lee Y J, Sounart T L, Scrymgeour D A, et al. Control of ZnO nanorod array alignment synthesized via seeded solution growth[J]. J. Cryst. Growth, 2007, 304(1): 80-85.

[41] Shinagawa T, Watase S, Izaki M. Size-controllable growth of vertical ZnO nanorod arrays by a Pd-catalyzed chemical solution process[J]. Cryst. Growth Des. , 2011, 11(12): 5533-5539.

[42] Feng X, Zhai J, Jiang L. The fabrication and switchable superhydrophobicity of TiO_2 nanorod films[J]. Angew. Chem. Int. Edit. , 2005, 44(32): 5115-5118.

[43] Pan C, Dong L, Gu Z Z. Surface functionalization of electrospun TiO_2 nanofibers by Au sputter coating for photocatalytic applications[J]. Int. J. Appl. Ceram. Tec. , 2010, 7(6): 895-901.

[44] Pan C, Dong L. Fabrication of gold-doped titanium dioxide (TiO_2：Au) nanofibers photocatalyst by vacuum ion sputter coating[J]. J. Macromol. Sci. B, 2009, 48(5): 919-926.

[45] Kong X Y, Ding Y, Yang R, et al. Single-crystal nanorings formed by epitaxial self-coiling of polar nanobelts[J]. Science, 2004, 303(5662): 1348-1351.

[46] 施尔畏, 夏长泰. 水热法的应用与发展[J]. 无机材料学报, 1996, 11(2): 193-206.

[47] Cheng H M, Chiu W H, Lee C H, et al. Formation of branched ZnO nanowires from solvothermal method and dye-sensitized solar cells applications[J]. J. Phys. Chem. C, 2008, 112(42): 16359-16364.

[48] 李云飞, 韦志仁, 罗小平. 钛酸盐纳米管的研究及应用进展[J]. 材料导报, 2008, 22(4): 50-52.

[49] 陈彰旭, 郑炳云, 李先学, 等. 模板法制备纳米材料研究进展[J]. 化工进展, 2010, 1: 94-99.

[50] Martin C R. Martin membrane——based synthesis of nanomaterials[J]. Chem. Mater. , 1996, 8(8): 1739-1746.

[51] Wang X, Summers C J, Wang Z L. Large-scale hexagonal-patterned growth of aligned ZnO nanorods for nano-optoelectronics and nanosensor arrays[J]. Nano Letters, 2004, 4(3): 423-426.

[52] Pan C, Dong L, Ge L Q, et al. Highly active TiO_2/polyelectrolytes hybrid multilayered hollow nanofibrous photocatalyst prepared from electrouspun fibers using electrostatic layer-by-layer technique[J]. J. Macromol. Sci. B, 2009, 48(1): 92-105.

[53] Pan C, Ge L Q, Gu Z Z. Fabrication of multi-walled carbon nanotube reinforced polyelectrolyte hollow nanofibers by electrospinning[J]. Compos. Sci. Technol., 2007, 67(15): 3271-3277.

[54] Oberlin A, Endo M, Koyama T. Filamentous growth of carbon through benzene decomposition[J]. J. Cryst. Growth, 1976, 32(3): 335-349.

[55] Fan S, Chapline M G, Franklin N R, et al. Self-oriented regular arrays of carbon nanotubes and their field emission properties[J]. Science, 1999, 283(5401): 512-514.

[56] Kempa T J, Tian B, Kim D R, et al. Single and tandem axial pin nanowire photovoltaic devices[J]. Nano Letters, 2008, 8(10): 3456-3460.

[57] Liu L, Pippel E, Scholz R, et al. Nanoporous Pt-Co alloy nanowires: fabrication, characterization, and electrocatalytic properties[J]. Nano Letters, 2009, 9(12): 4352-4358.

[58] Li D, Wang Y, Xia Y. Electrospinning of polymeric and ceramic nanofibers as uniaxially aligned arrays[J]. Nano Letters, 2003, 3(8): 1167-1171.

[59] Megelski S, Stephens J S, Chase D B, et al. Micro-and nanostructured surface morphology on electrospun polymer fibers[J]. Macromolecules, 2002, 35(22): 8456-8466.

[60] Li D, Xia Y. Direct fabrication of composite and ceramic hollow nanofibers by electrospinning[J]. Nano Letters, 2004, 4(5): 933-938.

[61] Abidian M R, Kim D H, Martin D C. Conducting-polymer nanotubes for controlled drug

release[J]. Adv. Mater. , 2006, 18(4): 405-409.

[62] Cheng L, Sun X, Zhao X, et al. Surface biofunctional drug-loaded electrospun fibrous scaffolds for comprehensive repairing hypertrophic scars[J]. Biomaterials, 2016, (83): 169-181.

[63] Li Y, Zhang P, Ouyang Z, et al. Nanoscale graphene doped with highly dispersed silver nanoparticles: Quick synthesis, facile fabrication of 3D membrane-modified electrode, and super performance for electrochemical sensing[J]. Adv. Funct. Mater. , 2016, 26(13): 2122-2134.

[64] Wang Q, Jian M, Wang C, et al. Carbonized silk nanofiber membrane for transparent and sensitive electronic skin[J]. Adv. Funct. Mater. , 2017, 27(9): 1605657-1-9.

[65] Wang J, Zhang Q, Li X, et al. Smart construction of three-dimensional hierarchical tubular transition metal oxide core/shell heterostructures with high-capacity and long-cycle-life lithium storage[J]. Nano Energy, 2015(12): 437-446.

[66] Li Z, Zhang J, Lou X W D. Hollow carbon nanofibers filled with MnO_2 nanosheets as efficient sulfur hosts for lithium-sulfur batteries[J]. Angew. Chem. Int. Edit, 2015, 54(44): 12886-12890.

[67] Sun Y, Sills R B, Hu X, et al. A bamboo-inspired nanostructure design for flexible, foldable, and twistable energy storage devices[J]. Nano Letters. , 2015, 15(6): 3899-3906.

4

纳 米 薄 膜

薄膜是一种物质形态，可以是非晶态的、多晶态的或单晶态的。膜材的选用十分广泛，单质元素、化合物或复合物，无机材料或有机材料均可制作薄膜。纳米薄膜是指尺寸在纳米尺度的颗粒构成的薄膜或者层厚在纳米尺度的单层或多层薄膜。纳米薄膜按用途可分为纳米功能薄膜和纳米结构薄膜：纳米功能薄膜是利用纳米粒子所具有的电、光、磁等方面的特性，通过复合的方法使新材料具有基体所不具备的特殊功能；纳米结构薄膜是通过纳米粒子复合，对材料力学进行改性，以提高材料在机械方面的性能。按纳米薄膜的沉积层数可分为纳米单层薄膜和纳米多层薄膜，其中纳米多层薄膜是指由一种或多种材料交替沉积而形成的组分或结构交替变化的薄膜材料，且各层均为纳米量级，属于纳米复合薄膜材料。按纳米薄膜的构成与致密度，可分为颗粒膜和致密膜。颗粒膜是纳米粒子粘在一起形成的膜，颗粒之间有极小的缝隙，而致密膜是连续的。按薄膜的微结构，可分为含有纳米粒子的基质薄膜和纳米尺寸厚度薄膜。由于膜内含有纳米颗粒或原子团的掺入，纳米粒子基质薄膜厚度可以超出纳米量级。

4.1 纳米薄膜的特性

纳米薄膜的性质强烈依赖于微粒尺寸、膜的厚度、表面粗糙度及多层膜的结构。与普通薄膜相比，纳米薄膜在力学、光学、电磁学、催化等方面具有独特的性能，如巨电导、巨磁电阻效应、巨霍尔效应、可见光发射等。

4.1.1 纳米薄膜的光学性能

4.1.1.1 吸收光谱的移动

随着构成光学膜的颗粒尺寸减小，晶界密度增加，膜表面的粗糙度也将发生变化。当颗粒尺寸减小到纳米尺度时，薄膜的光学性能将发生变化，产生纳米粒子对光的宽频带吸收效应、对光吸收带的蓝移和红移现象、纳米颗粒的发光现象等。

4.1.1.2　光学非线性

光学线性效应是指介质在光波场（红外线、可见光、紫外线以及 X 射线）作用下，当光强较弱时，介质的电极化强度与光波电场的一次方成正比的现象。例如，光的反射、折射、双折射等都属于线性光学范畴。纳米薄膜最重要的性质是激子跃迁引起的光学线性与非线性。一般来说，当多层膜的每层膜的厚度与激子玻尔半径相比拟或小于激子玻尔半径时，在光的照射下吸收谱上会出现激子吸收峰，从而产生了光学线性效应。所谓光学非线性，是在强光场的作用下介质的极化强度中会出现与外加电磁场的二次、三次以至高次方成比例的项。对于纳米材料，由于小尺寸效应、宏观量子尺寸效应，量子限域和激子是引起光学非线性的主要原因。

4.1.2　纳米薄膜的电磁学性能及巨磁电阻效应

4.1.2.1　纳米薄膜的电学性能

纳米薄膜的电学特性不仅与纳米薄膜的厚度有关，而且还与纳米薄膜中的颗粒尺寸有关。当薄膜的厚度或者颗粒的尺寸减小至纳米尺度时，导电性会发生显著变化，甚至材料原本的电学性能都会丧失。例如金属，当尺寸减小到纳米数量级时，其电学行为发生很大的变化。有人在 Au/Al_2O_3 的颗粒膜上观察到电阻反常现象，随着 Au 含量的增加（增加纳米 Au 颗粒的数量），电阻不但不减小，反而急剧增加。材料的导电性与材料颗粒的临界尺寸有关，当材料颗粒小于临界尺寸时，材料将丧失原有的电学性能。

4.1.2.2　纳米薄膜的磁学性能

当磁性膜的厚度减小到纳米尺度时，会出现垂直磁各向异性，纳米级厚度的磁性薄膜的易磁化方向是薄膜的法向，即纳米磁性薄膜具有垂直磁化的特性。与传统的平面磁化的磁记录薄膜相比，纳米磁性薄膜因其自退磁效应的削弱而提高记录介质信息的存储密度，可应用于磁记录介质。

当磁性材料在纳米薄膜中以分散的纳米微粒形式存在时，其磁性能会发生变化，而当其体积百分数超过一定值时，磁性颗粒连接成网络后，其特性与连续膜的特性相似。这就使得纳米磁性颗粒具有的很多优异的磁性能，可以通过纳米磁性微粒材料制造的磁性纳米薄膜得以充分应用。

4.1.2.3　纳米薄膜的巨磁电阻效应

材料的电阻值随磁化状态变化的现象称为磁电阻效应，对非磁性金属，其值很小，而在铁磁金属与合金中发现有较大的数值，如铁镍合金磁阻效应可达 2%～

3%，且为各向异性。

1988年，法国Fert教授科研组和德国Grünberg教授科研组彼此独立地在Fe/Cr多层膜人工纳米结构中发现，在一定磁场作用下，电阻急剧减小，其磁电阻变化率达 20%。后来有人发现某些磁性多层膜具有特别强的巨磁电阻效应，可高达80%～100%，即巨磁电阻效应[1-3]，开创了自旋电子学的研究新领域，而他们也因为巨磁电阻效应的发现获得了 2007 年的诺贝尔物理学奖。利用巨磁电阻效应制成的读出磁头可显著提高磁盘的存储密度，利用巨磁电阻效应制作磁阻式传感器可大大提高灵敏度。

4.2 纳米薄膜的制备方法

纳米薄膜的制备方法按原理可分为物理方法和化学方法两大类，按物质形态主要有气相法和液相法两种。物理方法主要包括物理气相沉积（PVD）、分子束外延（MBE）；化学方法主要包括化学气相沉积（CVD）、溶胶-凝胶法，电镀法以及电化学沉积法。

（1）物理气相沉积（PVD）法作为一类常规的薄膜制备手段被广泛地应用于纳米薄膜的制备与研究工作中，包括蒸镀、电子束蒸镀、溅射等。

（2）化学气相沉积（CVD）法作为常规的薄膜制备方法之一，目前被较多地应用于纳米微粒薄膜材料的制备，包括常压、低压、等离子体辅助气相沉积等。利用气相反应，在高温、等离子或激光辅助等条件下控制反应气压、气流速率、基片材料温度等因素，从而控制纳米微粒薄膜的成核生长过程；或者通过薄膜后处理，控制非晶薄膜的晶化过程，从而获得纳米结构的薄膜材料。CVD工艺在制备半导体、氧化物、氮化物、碳化物纳米薄膜材料中得到广泛应用。

（3）溶胶-凝胶法是从金属的有机或无机化合物的溶液出发，在溶液中通过化合物的加水分解、聚合，把溶液制成溶有金属氧化物微粒的溶胶液，进一步反应发生凝胶化，再把凝胶加热，可制成非晶体玻璃、多晶体陶瓷。凝胶体大部分情况下是非晶体，通过处理才能使其转变成多晶体。溶胶-凝胶涂膜可以赋予基体各种性能，其中包括机械的、化学保护的、光学的、电磁的和催化的性能。

（4）电化学沉积法作为一种十分经济而又简单的传统工艺手段，可用于合成具有纳米结构的纯金属、合金、金属-陶瓷复合涂层以及块状材料，包括直流电镀、脉冲电镀、无极电镀、共沉积等技术。纳米结构的获得的关键在于制备过程中晶体成核与生长的控制。电化学沉积法制备的纳米材料在抗腐蚀、抗磨损、磁性、催化、磁记录等方面均具有良好的应用前景。

4.3 纳米薄膜的应用

纳米薄膜与块体材料相比，其显著特点就是表面与体积比很大，晶粒很小。纳米薄膜因有非常大的表面积、特殊的表面结构，调整表面电荷分布的非对称性以及非对称结构，能产生独特的优良性能，因而具有广泛的应用前景。

4.3.1 纳米薄膜在电子信息领域的应用

纳米无机薄膜在电子信息材料中得到了广泛的应用，从普通的薄膜电阻器、薄膜电容器的介电体层，到大规模集成电路的门电极、绝缘膜、钝化晶体管膜，显示和记录用的透明导电膜、光电薄膜的发光层，以及储存信息用的磁盘、光盘、光磁盘等。

4.3.2 纳米薄膜在复合薄膜领域的应用

采用纳米尺度复合层薄膜，可有效减小薄膜层中的应力，消除断面裂纹和缺陷。硬质薄膜极大地改善了切削工具和耐磨工件的性能和寿命，尤其对航天航空工业发展起着重要的作用。用于燃料泵、促进器齿轮、轴承等部件的先进涂层应为耐磨蚀、耐磨损、低摩擦、有韧性的硬质薄膜。

4.3.3 纳米薄膜在分离领域的应用

分离是膜的最基本的应用。同其他的方法相比，膜分离具有能耗低、选择性好、可在常温下进行等显著优点。陶瓷膜具有化学稳定性好、热稳定性好、抗菌性能优异、机械性能好、洁净无毒的优点，因而在食品、医药、化工、环保等领域有极大的应用前景。

参 考 文 献

[1] Baibich M N, Broto J M, Fert A, et al. Giant magnetoresistance of (001)Fe/(001)Cr magnetic superlattices[J]. Physical Review Letters, 1988, 61(21): 2472.

[2] Binasch G, Grünberg P, Saurenbach F, et al. Enhanced magnetoresistance in layered magnetic structures with antiferromagnetic interlayer exchange[J]. Phys. Rev. B Condens. Matter., 1989, 39(7): 4828-4830.

[3] Grunberg P, Schreiber R, Pang Y, et al. Layered magnetic structures: Evidence for antiferromagnetic coupling of Fe layers across Cr interlayers[J]. Physical Review Letters, 1986, 57(19): 2442.

5

纳米固体材料

纳米固体材料（有时简称为纳米材料），是由颗粒或晶粒尺寸为 1～100nm 的粒子凝聚而成的三维块体。由于纳米粒子尺寸小，纳米固体材料的主要特征是具有巨大的颗粒间界面，对其性能的影响起着举足轻重的作用，所以界面已成为纳米固体材料基本构成之一。纳米固体材料的基本构成也通常认为是纳米微粒加上它们之间的界面。

5.1　纳米固体材料的性能

纳米固体材料的结构与常规材料相比发生了很大变化，颗粒组元细小到纳米数量级，界面组元大幅度增加，可使材料的强度、韧性和超塑性等力学性能大大提高，并对材料的热学、光学、磁学、电学等性能产生重要的影响。

纳米材料高度的弥散性和大量的界面为原子提供了短程扩散途径，导致了高扩散率，对蠕变、超塑性有显著影响，并使有限固溶体的固溶性增强、烧结温度降低、化学活性增大、耐腐蚀性增强。因此，纳米材料所表现的力学、热学、光学、电学、电磁学等性质，往往不同于该物质在粗晶状态时表现出的性质。与传统晶体材料相比，纳米材料具有高强度、高硬度、高扩散性、高塑性、高韧性、低密度、低弹性模量、高电阻、高比热容、高热膨胀系数、低热导率、强软磁性能。这些特殊性能使纳米材料可广泛地用于高力学性能环境、光热吸收、非线性光学、磁记录、特殊导体、分子筛、超微复合材料、催化剂、热交换材料、敏感元件、烧结助剂、润滑剂等领域。

5.1.1　纳米固体材料的力学性能

纳米材料的弹性模量较常规粗晶材料降低 30%～50%；纳米纯金属的硬度或强度是大晶粒金属的 2～7 倍；纳米材料可具有负的 Hall-Petch 关系，即随着晶粒尺寸的减小，材料的强度降低；在较低的温度下，脆性的陶瓷或金属间化合物在具有纳米晶时塑性增强。

5.1.2 纳米固体材料的热学性能

由于纳米材料的界面结构中原子分布比较混乱，与常规材料相比，界面体积分数较大，因而纳米材料熵对比热容的贡献比常规材料大得多，即纳米材料的比热容比常规材料的比热容高很多，烧结温度和熔点有不同程度降低。纳米晶体在温度变化时非线性热振动可分为晶内的非线性热振动和晶界的非线性热振动两个部分，后者的非线性热振动较前者更为显著，界面对纳米晶体热膨胀的贡献起主导作用，导致纳米材料热膨胀系数增大。纳米晶材料晶粒尺寸热稳定的温度范围较窄，纳米相材料颗粒尺寸热稳定的温度范围较宽。

5.1.3 纳米固体材料的光学性能

纳米材料在结构上与常规材料有很大差别，突出表现在小尺寸颗粒和庞大体积分数的界面，界面原子排列和键的组态的无规则性较大，使纳米材料的光学性能出现一些与常规材料不同的新现象，如紫外-可见光吸收带出现蓝移或红移，红外吸收谱中出现蓝移和宽化，发光谱产生与常规材料发光谱有很大差别，并出现新的发光带等。

5.1.4 纳米固体材料的磁学性能

纳米材料与常规材料在结构上，特别是在磁结构上有很大差别，因此在磁性方面会有其独特的性能。常规磁性材料的磁结构是由许多磁畴构成的，磁化是通过畴壁运动实现的。纳米晶 Fe 中不存在这种磁畴，一个纳米晶粒即为一个单磁畴。磁化由两个因素控制：一是晶粒的各向异性，每个晶粒的磁化都趋向于排列在自己易磁化的方向；二是相邻晶粒间的磁交互作用，这种交互作用使得相邻晶粒朝向共同磁化方向磁化。除磁结构和磁化特点不同外，纳米晶材料颗粒组元小到纳米尺度，具有高的矫顽力，低的居里温度，颗粒尺寸小于某一临界值时具有超顺磁性等。同时，纳米材料的界面组元与粗晶材料有很大差别，使界面组元本身磁性具有独特性能。例如，界面的磁各向异性小于晶内，居里温度低于常规 Fe 等。

5.1.5 纳米固体材料的电学性能

由于纳米材料中存在庞大体积分数的界面，平移周期在一定范围内遭到严重破坏，颗粒越小，电子平均自由程越短，偏离理想周期场越严重。因此，纳米材料的电导、介电性、压电性等电学性能与常规材料存在明显的差别。例如，当晶粒小于某一临界尺寸（电子平均自由程）时，电阻温度系数还可能由正变负，而常规金属与合金的电阻温度系数恒为正值；纳米材料的介电常数随电场频率的降低而升高，并显示出比常规粗晶材料高的介电性；未经退火和烧结的纳米非晶氮化硅块体具有强的压电效应，而常规非晶氮化硅不具有压电效应等。

5.2　纳米固体材料的制备方法

5.2.1　纳米金属材料的制备方法

通过传统金属材料的冶炼、铸造、轧制、锻压、热处理等制备方法很难得到纳米金属材料。目前比较成熟的纳米金属材料的制备方法有惰性气体蒸发原位加压法、高能球磨法和非晶晶化法等。

5.2.2　纳米陶瓷材料的制备方法

纳米陶瓷是 20 世纪 80 年代中期发展起来的先进材料。纳米陶瓷是指显微结构中的物相具有纳米尺度的陶瓷材料，即晶粒尺寸、晶界宽度、第二项分布、缺陷尺寸等均在纳米尺度。纳米粒子与光子、电子或位错的相互作用导致纳米陶瓷产生了独特的力学、热学、光学、电磁学特性，使得纳米陶瓷比传统陶瓷具有优异的性能，拓宽了陶瓷材料的应用领域。

纳米陶瓷材料的制备一般采用"二步法"，即首先要制备纳米尺寸的粉体，然后成型和烧结。①用机械破碎的方法很难得到纳米级陶瓷粉体，必须用其他的物理或化学方法制备。目前研究表明，物理上的蒸发-凝聚，化学上的气相或液相反应、分解等方法是制备纳米陶瓷粉体的有效方法。纳米陶瓷粉体制备好后，即可以成型制成坯体。坯体中的粉末粒子可分为三级：纳米粉末、由纳米粉末组成的团聚体、由团聚体组成的大颗粒。与此相对应，坯体中的气孔也分为三级：分布于纳米粉末间的微孔、分布于团聚体间的小孔、分布于大颗粒间的孔洞。②烧结过程就是粉末粒子长大和气孔消失的过程。粉末团聚体对烧结过程有很大影响。烧结时，团聚体内的纳米粉末优先烧结。团聚体的直径越大，烧结后颗粒尺寸越大。纳米粉末之间的烧结是通过同类型表面相互结合而实现的。团聚体小时，这种优先烧结不会干扰正常的烧结过程。随后进行的是团聚体之间的烧结，对致密化具有重大影响。要想得到高质量的纳米陶瓷材料，最关键的是材料是否高度致密。

5.3　纳米固体材料的应用

纳米固体材料由于其独特的物理性能而具有非常广泛的应用前景。例如，纳米固体材料由于其优异的力学性能，可以用于制备高温、高强、高韧性、耐磨、耐腐蚀的结构材料；由于其优异的热学性能，可以用于电子线路基底、低温蒸镀印刷和金属陶瓷的低温接合等；由于其优异的光学性能，可用于制备紫外吸收材料、红外反射材料等；由于其优异的电学性能，可用于制备导电材料、超导材料、电介质材料、电容器材料、压电材料等；由于其优异的磁学性能，可用于制备软磁材料（既容易磁化又容易去磁）和硬磁材料（磁化和去磁都十分困难）、旋磁材料、矩磁材料和压磁材料等。

6

纳米材料测试分析技术

6.1　透射电子显微镜

1925 年 De Broglie 发现了波粒二象性，1926 年 Busch 指出具有轴对称性的磁场对电子束起透镜的作用，有可能使电子束聚焦成像。1931 年 Knoll 和 Ruska 制造了具有双透镜的电子源，获得了放大 12～17 倍的电子光学系统中光阑的像，并于 1932 年提出了电子显微镜的概念，制造出了第一台电子显微镜，其分辨率为 50nm（是光学显微镜的 4 倍）。1936 年英国制造出第一台商用透射电子显微镜（TEM）。目前，透射电子显微镜的最高空间分辨率可达 10^{-1}nm。

6.1.1　透射电子显微镜的构造

透射电子显微镜主要由三部分组成，即电子光学部分、真空部分和电子学部分。图 6-1 为透射电子显微镜的结构示意图[1]。

6.1.1.1　电子光学部分

电子光学部分是透射电子显微镜的最主要部分，它由照明系统、成像系统和像的观察记录系统组成。

（1）照明系统：由电子枪和聚光镜组成，其功能是为成像系统提供一个亮度大、尺寸小的照明光斑。电子枪的灯丝通常为普通钨灯丝，后来逐渐发展了六硼化镧（LaB_6）灯丝和钨单晶灯丝（钨单晶灯丝的电子枪又称为场发射枪），六硼化镧灯丝比普通钨灯丝亮几十倍，而钨单晶灯丝比普通钨灯丝亮 1×10^4 倍，且电子束小于 0.5nm，单色性好，适合高精度要求的分析工作，但场发射枪价格昂贵。

（2）成像系统：包括物镜、中间镜和投影镜，其中物镜是成像系统的关键部分。

物镜的作用是形成第一幅电子像或衍射谱，完成由物到像的转换并加以放大，既要求像差尽可能小又要求高的放大倍数。一般物镜的焦距为 2～3mm，球差系

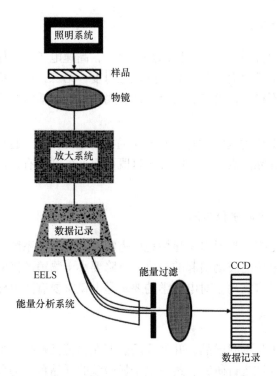

图 6-1 透射电子显微镜的结构示意图

数为 1～2mm。为了消除像散和其他色差，在物镜附近还装有消像散器和防污染装置。通常样品放在物镜的前焦面附近，物镜光阑在后焦面附近。物镜光阑主要起两方面的作用：第一是挡掉大角度散射的非弹性电子，使色差和球差减少，即在提高衬度的同时还可以得到样品的更多信息；第二是可选择后焦面上的晶体样品衍射束成像，获得明、暗场像。这在观察电子衍射衬像时有重要意义。

中间镜属于弱磁长焦距可变倍率透射。其放大倍数为 0～20 倍，它的作用是把物镜形成的一次中间像或衍射谱透射到投影镜的物平面上。中间镜控制着透射电子显微镜总的放大倍数。

投影镜是一个短焦距强磁透镜。它的作用是把经中间镜形成的二次中间像及衍射谱投影到荧光屏上，形成最终的电子像或衍射谱。

（3）像的观察记录系统：在投影镜下，高性能的透射电子显微镜除了荧光屏外，还配有用于单独聚焦的小荧光屏和 5～10 倍的光学放大镜。荧光屏的分辨率为 50～70μm。因此，在观察细微物质时需要有足够高的放大倍数，以使荧光屏能够分辨并为人眼所见。例如，要观察直径为 0.5nm 的颗粒时就需要 10 万倍的电子光学放大，再加 10 倍的光学放大。

6.1.1.2 真空部分

透射电子显微镜需要真空的原因是：第一，高速电子与气体分子相遇并相互作用导致随机电子散射而引起炫光和降低像衬度；第二，电子枪会发生电离和放电，导致电子束不稳定；第三，残余气体会腐蚀灯丝，缩短其寿命，而且会严重污染样品。

透射电子显微镜的真空度越高越好（通常为$10^{-3} Pa$）。通常电子枪、照相室和样品预抽室与样品高真空部分隔开，这既可保证各部分有自己的真空度，又能提高测试的效率。

6.1.1.3 电子学部分和其他

电子学部分是提供透射电子显微镜所需的电源和控制系统。对电源的要求是最大透镜电流和电压的波动引起的分辨率下降要小于物镜的极限分辨率。对力学的要求是电镜室没有震动。对电磁学的要求是电镜室要有防电磁干扰系统。

6.1.1.4 样品台

样品台的作用是承载样品，并使样品能够在物镜极靶孔内平移、倾斜、旋转以选择感兴趣的区域进行研究。透射电子显微镜的样品台分为顶插式和侧插式两种。顶插式样品台主要用于高分辨率透射电子显微镜，目前很少使用。现在大部分透射电子显微镜都是侧插式样品台。根据测试要求的不同，侧插式样品台又分为单倾台、双倾台、加热台、冷台和分析用样品台等。

6.1.1.5 透射电子显微镜的合轴调整

透射电子显微镜在工作状态时要求精确的合轴，即从电子枪到各透镜，再到荧光屏中心，以及各光学部件的轴都要彼此重合，位于同一轴线上。

合轴的基本调节有：①照明系统的合轴，电子枪和聚光镜要准确合轴；②成像系统的合轴，各透镜与物镜合轴，照明系统与物镜合轴。合轴可根据一定的步骤完成，现代透射电子显微镜采用计算机系统协助完成。

6.1.2 透射电子显微镜的成像原理

透射电子显微镜的成像是基于阿贝成像原理。阿贝首先提出了相干成像的新原理，即频谱（傅里叶变换）和两次衍射成像的概念，并用傅里叶变换来阐明显微镜成像的机制。阿贝成像原理如下。

（1）当一束平行光照射到具有周期性结构特征的物体时就会产生衍射现象，衍射产生的零级衍射束和各级衍射束经过透镜的聚焦在后焦面上形成衍射振幅的极大值。每个振幅极大值又可看成次级相干源，由它们发出次级波在像平面上相干成像。

（2）阿贝透镜衍射成像可分为两个过程：首先，平行光束照射到有周期性特征物体上形成各级衍射束，同级平行衍射束经过透射后都聚焦在后焦面上同一点。其次，各级衍射波通过干涉重新在像平面上形成反映被测物体的特征的像。在透射电子显微镜中，用电子束代替平行光束，用薄膜状的样品代替具有周期性结构特征的物体就可重复以上衍射成像过程。

（3）对于透射电子显微镜，改变中间镜的电流，使中间镜的物平面从一次像平面移向物镜的后焦面，可得到衍射谱；反之，让中间镜的物平面从后焦面向下移动一次像平面，就可看到被测物的像。这就是透射电子显微镜既能得到衍射谱又能观察到像的原因。

6.1.3　电子衍射

透射电子显微镜的两个基本功能是既能观察样品的形貌又能做电子衍射。在透射电子显微镜中用得最多的电子衍射是选区电子衍射，即用衍射光阑选择一个区域，对其做电子衍射。选区电子衍射可把晶体试样的微区形貌与结构对照地进行研究。

做选区电子衍射的基本步骤是：①在物镜像平面内插入一个孔径可变的选区光阑，套住想要分析的微区；②降低中间镜激磁电流，使中间镜的物平面落在物镜的后焦面上，使电镜从成像模式转变为衍射模式。通常选区范围为 $0.5\sim1\mu m$。

电子衍射谱有三类：①单晶体的衍射谱，它的特点是由规则排列的点阵组成；②多晶体的衍射谱，它的特点是由同心圆环组成；③非晶体的衍射谱，它的特点是由弥散的同心圆环组成。根据衍射谱的形状，很容易确定观察的区域是单晶体，还是多晶体，或者是非晶体。

对于单晶谱和多晶谱，可以对衍射花样进行标定，以决定晶体的结构，或者确定已知晶体的位向等，也可根据衍射谱求出晶面间距及某些晶面的夹角。

6.1.4　衍射衬度像

电子像的形成取决于入射电子束与材料的相互作用，当电子逸出试样下表面时，由于试样对电子束的作用，透射电子束强度发生了改变，因而透射到荧光屏上的电子束强度是不均匀的，这种强度不均匀的电子像称为衬度像。衬度像有以下几种。

（1）质量–厚度衬度像：是由材料的质量厚度差异造成的透射束强度的差异而产生的衬度像，主要用于非晶材料的成像。

（2）衍射衬度像：是由试样各部分满足布拉格条件的程度不同以及结构振幅不同而产生的。它用得最多，主要用于晶体材料成像。

（3）相位衬度像：试样内部各点对入射电子作用不同，导致它们在逸出试样表面上相位不一，经放大让它们重新组合，使相位差转换成强度差而形成的。高分辨像就是相位衬度像。

（4）原子序数衬度像：它的衬度正比于原子序数的平方。它适合于由成分不同而引起的像的差异。

在完整晶体中，由于晶面在各处满足布拉格条件，样品各处的衍射强度一样，不显示衬度（即除了等厚消光轮廓线，等倾消光轮廓线，无其他衬度），这种衬度对观察完整晶体无多大作用，但衍射衬度像对观察晶体的缺陷大有用处。

不完整性晶体的存在，改变了完整晶体中原子的正常排列，使得晶体中某一区域的原子偏离了原来的正常位置，产生畸变，畸变使缺陷处晶面与电子束相对方向发生了变化，于是在有缺陷区域和无缺陷区域满足布拉格条件的程度不一样，造成了衍射强度差异，从而产生了衬度。根据这种衬度效应，可以判断晶体中存在什么缺陷。电子衍衬像显示的形态不一定与真实的位错一致，但它能反映材料中存在缺陷，缺陷的种类和具体形状可根据已有的缺陷谱图或由实验与理论的结合来确定。

6.1.5 透射电子显微镜的样品制备

透射电子显微镜的样品制备是一项较复杂的技术，它对能否得到好的透射电子显微镜的像或衍射谱是至关重要的。透射电子显微镜是利用样品对入射电子的散射能力的差异而形成衬度的，这要求制备出对电子束"透明"的样品，并要求保持高的分辨率和不失真。

电子束穿透固体样品的能力主要取决于加速电压、样品的厚度以及物质的原子序数。一般来说，加速电压越高，原子序数越低，电子束可穿透的样品厚度就越大。对于 100~200kV 的透射电子显微镜，要求样品的厚度为 50~100nm，做高分辨像，样品厚度要求 15nm（越薄越好）。

透射电子显微镜样品可分为：粉末样品、薄膜样品、金属试样的表面复型。不同的样品有不同的制备手段，下面分别介绍三种样品的制备。

（1）粉末样品：因为透射电子显微镜样品的厚度一般要求在 100nm 以下，如果样品厚度大于 100nm，则先要用研钵把样品的尺寸磨到 100nm 以下，然后将粉末样品溶解在无水乙醇中，用超声分散的方法将样品尽量分散，然后用支持网捞起即可。

（2）薄膜样品：绝大多数的透射电子显微镜样品是薄膜样品，可做静态观察，如金相组织，析出相形态，分布、结构及与基体取向关系，位错类型，密度等，也可做动态原位观察，如相变、形变、位错运动及其相互作用。制备薄膜样品分三个步骤：

第一步，将样品切成薄片（厚度 100～200μm），对韧性材料（如金属），用线锯将其割成小于 200μm 的薄片；对脆性材料（如 Si、GaAs、NaCl、MgO）可用刀将其解离或用金刚石圆盘锯将其切割，或用超薄切片法直接切割。

第二步，将材料切割成直径为 3mm 的圆片。

第三步，使用凹坑减薄仪将薄圆片磨至 10μm 厚。

对导电的样品，如金属，采用电解抛光减薄，这种方法速度快，没有机械损伤，但可能改变样品表面的电子状态，使用的化学试剂可能对身体有害。对非导电的样品，如陶瓷，采用离子减薄，即用离子轰击样品表面，使样品材料溅射出来，以达到减薄的目的。对于软的生物和高分子样品，可用超薄切片方法将样品切成小于 100nm 的薄膜。

（3）金属试样的表面复型：把准备观察的试样的表面形貌用适宜的非晶薄膜复制下来，然后对这个复制膜（叫做"复型"）用透射电子显微镜进行观察，并对其进行分析。复型适用于金相组织、断口形貌、形变条纹、磨损表面、第二相形态及分布、萃取和结构分析等。

制备复型的材料本身必须是"无结构"的，即要求复型材料在高倍率成像时也不显示其本身的任何结构细节，这样就不会干扰被复制表面的形貌观察和分析。常用的复型材料有塑料、真空蒸发沉积碳膜（均为非晶态物质）。

6.1.6 透射电子显微镜在纳米材料研究中的应用

6.1.6.1 形貌观测

透射电子显微镜在纳米材料研究中用得最多的就是对材料形貌的观测。碳纳米管是 S. Iijima 首次在透射电镜下观察发现的，直径为 4～30nm，长度最长可达 1μm。通过高分辨透射电子显微镜发现碳纳米管的典型结构是由石墨的（002）晶面组成的。图 6-2（a）、（b）是单壁碳纳米管的透射电子显微镜照片。从（a）中可以看出碳纳米管的直径约为 1.4nm，每个管子之间的距离为 1.7nm，大约 20 根碳纳米管聚成一束。从（b）中可以看出单壁碳纳米管的直径为 1nm，并且管壁十分清晰[2,3]。图 6-2（c）、（d）是多壁碳纳米管的透射电子显微镜照片[4]，从图中可以看出多壁碳纳米管的壁厚大约为 5nm，约有 50 层，内径为 5nm左右。

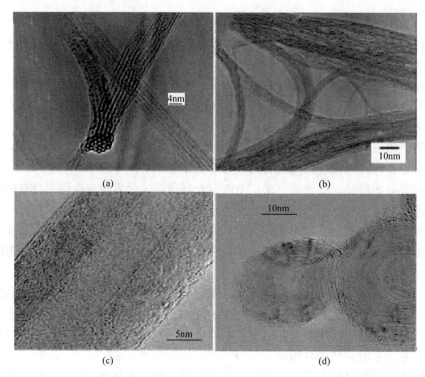

图 6-2　单壁碳纳米管（a）、（b）和多壁碳纳米管（c）、（d）
的透射电子显微镜图

6.1.6.2　晶体结构分析

现代大多数晶体材料的结构都是利用 X 射线和中子衍射方法确定的，但是在一些特定场合下，利用高分辨透射电子显微镜（HRTEM）可以解决一些常规方法无法解决的特殊晶体结构问题[5]。对于透射电子显微镜来说，一些含量较低的物相在微米尺度上就可以形成一个单晶颗粒，这时就完全可以清晰地得到晶粒的衍射花样及相应的高分辨透射电子显微镜照片，利用这些信息就可以确定晶体的结构。图 6-3（a）、（b）是 VN 纳米材料的 HRTEM 和选区电子衍射花样照片[6]，从图中可以看出晶体间晶格的距离为 0.21nm。选区电子衍射花样中为连续的圆环，存在（111）、（200）、（222）三个典型的晶面，与 XRD 测试所得的晶体结构能完全对应。图 6-3（c）、（d）为纳米空心球的 HRTEM 和选区电子衍射花样照片[7,8]，从图中可以看出，晶格的距离为 0.294nm，对应着 PbS 的（200）晶面。从选区电子衍射花样照片中可以判断出 PbS 为典型的岩盐型晶体结构。

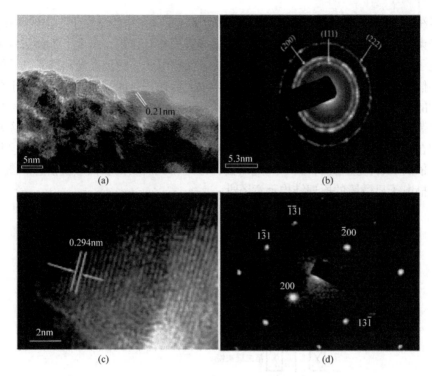

图 6-3 （a）、（b）VN 纳米材料的 HRTEM 和选区电子衍射花样照片；
（c）、（d）纳米空心球的 HRTEM 和选区电子衍射花样照片

6.2 扫描电子显微镜

扫描电子显微镜（SEM）技术是一种常见且广泛使用的表面形貌分析手段。材料表面的微观形貌高倍数照片是由能量高度集中的电子扫描材料表面而产生的。具有 0.5~30keV 能量的基本电子通过材料表面后变成许多低能量的二级电子，这些二级电子的强度随着样品表面形貌的变化而不同。材料的微观形貌照片就是通过测量扫描区域内二级电子的强度随不同位置的变化函数而得到的。扫描电子显微镜具有很高的放大倍数，是因为基本电子束可以集中扫描一个非常小的区域（小于 10nm），用能量小于 1keV 的基本电子束扫描小于 5nm 的表面区域时，就能产生对微观形貌较高的敏感度。

6.2.1 扫描电子显微镜的基本结构

扫描电子显微镜的电子枪射出的电子经栅极静电聚焦后变成直径为 50μm 的点光源，然后在加速电压（2~30kV）作用下，经过由 2~3 个透镜组成的电子光

学系统，会聚成几纳米的电子束聚集到样品表面。经过末级透镜上扫描线圈作用，电子束在样品表面扫描。高能电子束与试样表面相互作用，产生了各种信号（二次电子、背散射电子、吸收电子、X射线、俄歇电子、阴极发光和透射电子等）。这些信号被相应的接收器接收，经放大器放大后送到显像管的栅极上。由于扫描线圈的电流与显像管的相应偏转电流同步，因此试样表面任意点的发射信号与显像管荧光屏上的亮度一一对应。由于试样不同表面形貌对应于许多不同的像元，它们在被电子束轰击后能发出数量不等的二次电子、背散射电子等信号，这些信号被依次从各像元检出，再一一送出去，最终得到所要的表面形貌信息。图 6-4 是扫描电子显微镜的原理结构示意图[9]。

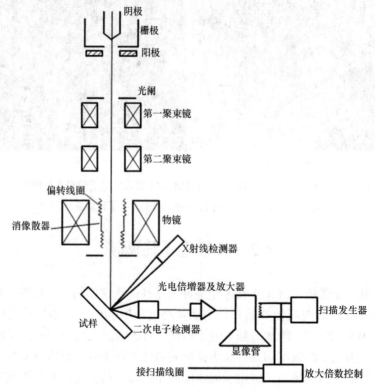

图 6-4　扫描电子显微镜的原理结构示意图

6.2.1.1　电子光学系统

电子光学系统由电子枪、电磁透镜、扫描线圈和样品室等组成。其作用是用来获得扫描电子束，作为产生物理信号的激发源。为了获得较高的信号强度和图像分辨率，扫描电子束应具有较高的亮度和尽可能小的束斑直径。

（1）电子枪：扫描电子显微镜中电子枪的作用是提供足够数目的电子。普通热阴极电子枪主要由发夹式钨丝或六硼化镧灯丝组成，当加热到高温时，灯丝发射出热电子，利用阴极与阳极灯丝间的高压产生高能量的电子束。目前大多数扫描电子显微镜采用钨热阴极电子枪。其优点是灯丝价格较便宜，对真空度要求不高，缺点是钨丝热电子发射效率低，发射源直径较大，即使经过二级或三级聚光镜，在样品表面上的电子束斑直径也为 5~7nm，因此仪器分辨率受到限制。现在，高等级扫描电镜采用六硼化镧或场发射电子枪，使用六硼化镧灯丝，其二次电子像的分辨率达到 2nm。使用场发射电子枪，其二次电子像的分辨率达到 0.5nm，但这种电子枪要求很高的真空度。

（2）电磁透镜：电磁透镜的作用主要是把电子枪的束斑逐渐缩小，可以使原来直径约为 50μm 的束斑缩小成直径只有几纳米的细小束斑。其工作原理与透射电子显微镜中的电磁透镜相同。扫描电子显微镜一般有三个聚光镜，前两个透镜是强透镜，用来缩小电子束光斑尺寸；第三个聚光镜是弱透镜，具有较长的焦距，在该透镜下方放置样品可避免磁场对二次电子轨迹的干扰。

聚光镜主要是可以起到增强电子束密度和将一次发散电子会聚起来的功能。一般分辨本领在 2~5nm 的电镜均采用单聚光镜，可以将来自电子枪的直径为 100μm 的电子束会聚成直径为 50μm 的电子束。对于分辨本领在 0.5nm 的电镜均采用双聚光镜，可以得到一束直径为几微米的电子束。使用双聚光镜可以使照射到样品表面的电子束截面减小，不易使样品过热；减小照明孔径角，使电子束接近轴照明；电子束强度高，具有较强的亮度；减少荷电效应，衍射效果明显。

（3）扫描线圈：扫描线圈的作用是，提供入射电子束在样品表面上以及阴极射线管内电子束在荧光屏上的同步扫描信号，改变入射电子束在样品表面的扫描振幅，以获得所需放大倍率的扫描像。扫描线圈是扫描电镜的一个重要组件，一般放在最后两个透镜之间，也有的放在末级透镜的空间内。

（4）样品室：样品室中的主要部件是样品台，它能进行三维空间的移动，还能倾斜和转动。样品台的移动范围一般可达 40mm，倾斜范围至少在 50°左右，转动 360°。样品室中还要安置各种型号检测器。信号的收集效率和相应检测器的安放位置有很大关系。样品台还可以带有多种附件，例如样品在样品台上加热、冷却或拉伸，可进行动态观察。近年来，为适应断口实物等大零件的需要，还开发了直径为 125mm 以上的大样品台。

6.2.1.2 信号检测放大系统

信号检测放大系统的作用是检测样品在入射电子作用下产生的物理信号，然后经视频放大作为显像系统的调制信号。不同的物理信号需要不同类型的检测系统，大致可分为：电子检测器、阴极荧光检测器和 X 射线检测器。在扫描电子显微镜中最普遍使用的是电子检测器，它由闪烁体、光导管和光电倍增器组成。

当信号电子进入闪烁体时将引起电离；当离子与自由电子复合时产生可见光。光子沿着没有吸收的光导管传送到光电倍增器进行放大并转变成电流信号输出，电流信号经视频放大器放大后就成为调制信号。这种检测系统的特点是在很宽的信号范围内与原始信号的输出成正比，具有很宽的频带（10Hz~1MHz）和高的增益（105~106），而且噪声很小。由于镜筒中的电子束和显像管中的电子束是同步扫描，荧光屏上的亮度是根据样品上被激发出来的信号强度来调制的，而由检测器接收的信号强度随样品表面状况而变化，那么由信号检测系统输出的反映样品表面状态的调制信号在图像显示和记录系统中就转换成一幅与样品表面特征一致的放大的扫描像。

6.2.1.3　成像部分

成像部分主要由样品室、物镜、中间镜和透射镜等装置组成。样品室位于照明部分和物镜之间，一般还可以配置加热、冷却和形变装置。物镜的最短焦距可达 1mm，放大倍率 300 倍，最佳理论分辨率可达 0.1nm，实际分辨率可达 0.2nm。在物镜前的光阑称为物镜光阑，主要是为了缩小物镜孔径角的作用。加在物镜后的光阑称为衬度光阑，可以提高振幅衬度作用。此外，在物镜附近还装备有消像散器和防污染装置。中间镜和透射镜、物镜相似，但焦距较长。成像主要是来自物镜的电子像继续放大。

6.2.1.4　真空系统和电源系统

真空系统的作用是保证电子光学系统正常工作，防止样品污染，提供高的真空度，一般情况下要求保持 10^{-5}~10^{-4}mmHg 的真空度。电源系统由稳压、稳流及相应的安全保护电路组成，其作用是提供扫描电子显微镜各部分所需的电源。

6.2.2　扫描电子显微镜的成像原理

扫描电子显微镜的成像原理与光学成像原理相近，主要利用电子束切换可见光，是用电磁透镜代替光学透镜的一种成像方式。当高速电子照射到固体样品表面时，就可以发生相互作用，产生一次电子的弹性散射、二次电子等信息。这些信息与样品表面的几何形状及化学成分等有很大关系。通过这些信息的解析就可以达到获得表面形貌和化学成分的目的。

扫描电子显微镜的成像原理与光学显微镜不同，和透射电子显微镜也不完全一样。利用扫描线圈使电子束在样品表面进行扫描，高能电子束与样品物质相互作用，产生各种电子信息，如二次电子、反射电子、吸收电子、X 射线、俄歇电子等，这些信息被收集后经过放大送到成像系统。样品表面扫描过程中任意点发射的信息均可以记录下来，获得图像的信息。其成像原理见图 6-5。样品表面上的电子束扫描幅度和显像管上电子束扫描幅度决定图像的放大倍数。

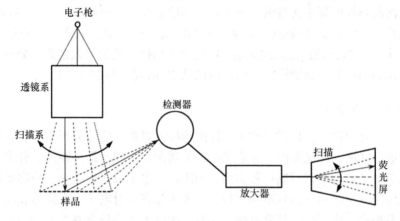

图 6-5 扫描电子显微镜的成像原理

在扫描电子显微镜中，用来成像的信号主要是二次电子，其次是背散射电子和吸收电子，用于分析成分的信号主要是 X 射线和俄歇电子。

6.2.2.1 二次电子像形成原理

（1）形貌衬度：入射角 α 越大，二次电子产额越多，不同部分二次电子信号的强度差形成衬度。二次电子可经过弯曲的路径到达探测器，即背着检测器的面发出的二次电子也可以到达探测器，故二次电子像没有尖锐的阴影，显示较柔和的立体衬度。

（2）原子序数 Z 差异造成的衬度：当 Z 大于 20 时，二次电子产额与 Z 无明显变化，只是轻元素和较轻元素二次电子产额与组成成分有明显变化。

（3）电压造成的衬度：对于异体，正电位区发射二次电子少，在图像上显得黑，负电位区发射二次电子多，在图像上显得亮，形成衬度。

6.2.2.2 背散射电子像形成原理

背散射电子像主要决定于原子序数和表面的凹凸不平。背散射电子走直线，故它的电子像有明显的阴影，背散射电子像较二次电子像更富有立体感，但阴影部分的细节由于太暗看不清。

6.2.3 扫描电子显微镜性能特点及其分辨率

6.2.3.1 放大倍数

当入射电子束作为光栅扫描时，若电子束在样品表面扫描的幅度为 A_s，在荧光屏阴极射线同步扫描的幅度为 A_c，则扫描电镜的放大倍数为 $M=A_c/A_s$。由于扫描电镜的荧光屏尺寸是固定不变的，因此，放大倍率的变化是通过改变电子束在试样表面的扫描振幅来实现的。如果荧光屏的宽度 A_c=100mm，当 A_s=5mm 时，放大倍数为 20 倍，如果减少扫描线圈的电流，电子束在试样上的扫描振幅为 A_s=0.05mm，放大倍数可达 2000 倍。可见改变扫描电镜的放大倍数十分方便。目前商品化的扫描电子显微镜放大倍数可以从 20 倍调节到 20 万倍左右。

6.2.3.2　分辨率

分辨率是扫描电子显微镜的主要性能指标。对微区成分分析而言，它是指能分析的最小区域；对成像而言，它是指能分辨两点之间的最小距离。分辨率的大小由入射电子束直径和调制信号类型共同决定。电子束直径越小，分辨率越高。但由于用于成像的物理信号不同，如二次电子和背散射电子，在样品表面的发射范围也不相同，从而影响其分辨率。一般二次电子像的分辨率为 5~10nm，背散射电子像的分辨率为 50~200nm。X 射线也可以用来调制成像，但其深度和广度都远比背反射电子的发射范围大，所以 X 射线图像的分辨率远低于二次电子像和背散射电子像。

6.2.3.3　景深

景深是指一个透镜对高低不平的试样各部位能同时聚焦成像的能力范围。与透射电子显微镜景深分析一样，电子束孔径角是决定扫描电子显微镜景深的主要因素，它取决于末级透镜的光阑直径和工作距离。扫描电子显微镜的末级透镜采用小孔径角、长焦距，所以可以获得很大的景深，它比一般光学显微镜景深大 100~500 倍，比透射电镜的景深大 10 倍。由于景深大，扫描电子显微镜图像的立体感强，形态逼真。对于表面粗糙的断口试样来讲，光学显微镜景深小，无能为力，透射电子显微镜对样品要求苛刻，即使用复型样品也难避免出现假象，且景深也较扫描电子显微镜为小，因此用扫描电子显微镜观察分析断口试样具有其他分析仪器无法比拟的优点。

扫描电子显微镜的二次电子像的分辨率可达 3~6nm，如用场发射枪（FEG），分辨率可达 0.6nm。扫描电子显微镜的放大倍数从十倍到几十万倍连续可调，既可看低倍像，又可看高倍像，而透射电子显微镜只适合看高倍像。扫描电子显微镜有很大的景深，其图像的三维立体感强。由于扫描电子显微镜成像过程是时间的函数，所以可方便地进行图像信息处理，改善成像质量。扫描电子显微镜可配有波谱仪（WDS）与能谱仪（EDS），可在观察相貌的同时进行微小区域的成分分析，综合分析能力强。

6.2.4 能量分散谱仪

　　能量分散谱仪，简称能谱仪，它是在电子光学和 X 射线光谱学原理的基础上发展起来的一种分析材料内部物质组成的分析仪器。其工作原理是利用聚焦电子束入射样品表面激发出样品元素的特征 X 谱线，通过分析 X 射线的特征能量可以得到样品中所含元素的种类，而分析 X 射线的强度则可以得到对应元素种类的含量百分比。能谱仪的核心部件是半导体探测器，目前常用的是锂漂移硅 Si（Li）探测器。能谱仪的批量生产始于 20 世纪 70 年代，它可以对扫描电子显微镜样品中产生的特征 X 谱线能量进行分析，从而确定样品化学组分，因此通常与扫描电子显微镜搭配使用。在此后的四十多年的时间里，能谱仪的灵敏度、分辨率、准确率都在不断提升，尤其是随着计算机处理能力的飞速发展，能谱仪现在成为表面微区组分分析的主要仪器之一。

6.2.4.1 能谱仪工作原理

　　每种元素都有属于自己的 X 射线特征波长，特征波长的大小取决于元素在能级跃迁过程中释放的特征能量，能谱仪就是利用不同元素释放的特征能量 ΔE 不同来分析样品的元素组成的。图 6-6 是锂漂移硅能谱仪示意图[10]。测量时利用聚焦至微米级别或者亚微米级别的电子束轰击样品表面，被轰击的微区可以看成是 X 射线源，所产生的 X 射线光子被锂漂移硅探测器收集并在探测器内部激发出一定数目的电子-空穴对。每个电子-空穴对的最低能量 ε 是一定的，因此电子-空穴对的数目 N 就等于 $\Delta E/\varepsilon$。N 的大小取决于入射光子的能量，能量越大，N 值就越大。

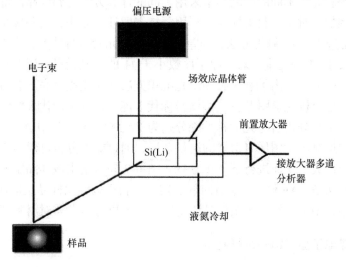

图 6-6　锂漂移硅能谱仪示意图

由于加在晶体两端偏压电源的作用，电子-空穴对会被收集进去，再经过前置放大器转变为电信号，产生脉冲，电信号的大小与 N 成正比。再利用脉冲高度分析器对脉冲按照能量大小进行分析，并将结果输出，这样就能给出特征谱线按照能量大小的分布图。

6.2.4.2 能谱仪的定性和定量分析

在进行定性和定量分析之前首先要利用能谱仪进行图谱采集，为了使测量结果尽可能准确，以减小误差，采集图谱时电镜和能谱仪参数的设置尤其重要，如果能谱仪与电镜之间有相互通信和参数的控制功能，则能谱仪会自动读取电镜中的参数设置，从而给出最优化的测量结果，如果没有该控制功能，则需要人为设定参数，这与操作人员对仪器及样品的熟悉程度有关。在对样品进行定性分析时通常选取样品某一个微小区域进行扫描，由于扫描探针十分接近样品表面，因此它对 X 射线源立体角很大，可以直接收集 X 射线源，不必通过晶体散射过程，因此对元素检测十分灵敏，一般几分钟内就可以在计算机屏幕上得到能量特征谱峰。能谱仪会自动把检测数据转换为 Word 文档，并在相对应的特征峰上标注元素名称。

定量分析通常是在定性分析之后，对定性分析的样品进行定量分析时需要扣除背底，背底的产生是由于入射电子在样品库仑场中减速运动所产生的连续 X 射线辐射。扣除背底后元素百分比含量测量的准确程度与很多因素有关，如样品的类型、制备样品的均匀程度、样品的组成成分、计算机处理数据的合理性以及操作人员的经验等。不同的样品类型采用不同的计算方法得到样品内部元素组成的百分比，例如，对于薄膜类样品，利用蒙特卡罗计算方法，误差较小；对于固体样品，通常选用 ZAF 修正方法，误差较小。由于元素自身特点，能谱仪只能测量原子序数大于 11 的元素，对于原子序数小于 11 的超轻元素，误差较大，达不到理想效果。图 6-7 给出了利用脉冲激光沉积方法在氧化铝基底上制备氧化锌薄膜的定性、定量分析能谱图[11]。图中横坐标代表能量，纵坐标代表峰强度。由图中可以看出，定性分析后与元素相关峰分别为 Zn、O、Al，其中 Au 峰来自于测量样品扫描隧道显微镜图像时引入的测量杂质，通过能谱分析可以给出制备化合物中元素成分组成，从而进行下一步分析。图 6-7 同时给出该样品定量分析表，采用的计算方法是 ZAF 修正，通过对样品定量分析可以给出样品组成成分，如果制备掺杂样品，则可以给出掺杂样品质量比，从而可分析杂质对材料特性的影响。

6.2.5 扫描电子显微镜的试样制备

扫描电子显微镜是通过接收从样品中"激发"出来的信号而成像的，它不要

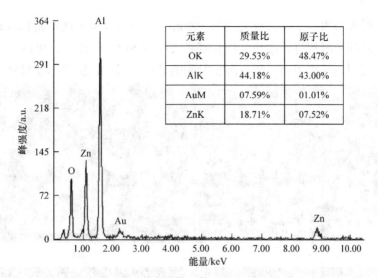

元素	质量比	原子比
OK	29.53%	48.47%
AlK	44.18%	43.00%
AuM	07.59%	01.01%
ZnK	18.71%	07.52%

图 6-7 在氧化铝基底上制备氧化锌薄膜的定性、定量分析能谱图

求电子透过样品，可以使用块状样品，故扫描电子显微镜的样品制备远比透射电子显微镜样品制备简单。扫描电子显微镜主要用于观察块状材料的表面形貌和对样品表面进行化学成分分析。扫描电子显微镜样品的尺寸不像透射电子显微镜样品那样要求小而薄，扫描电子显微镜样品可以是粉末状的，也可以是块状的，能放到扫描电子显微镜样品台上即可。

导电样品不需要特殊制备，可直接放到扫描电子显微镜下观察。对非导电性样品，在电镜观察时，电子束打到试样上，多余的电荷不能流走，形成局部充电现象，干扰了电镜观察。为此要在非导体材料表面喷涂一层导电物质（如碳、金），涂层厚 0.01~0.1μm，并使喷涂层与试样保持良好的接触，使累积的电荷可流走。为了减少充电现象，还可采用降低工作电压的方法，一般用 1.5kV 可消除充电现象。

6.2.6 扫描电子显微镜在纳米材料研究中的应用

6.2.6.1 形貌的观测

（1）研究材料形貌：扫描电子显微镜技术在纳米材料研究中应用最多的就是纳米材料形貌的观察。图 6-8 是几种典型纳米材料形貌的扫描电子显微镜照片。其中（a）是介孔纳米硅球的 SEM 照片[12]，可以看出这些颗粒都是球形纳米颗粒，并且每个球形颗粒的直径都在 130nm 左右；（b）是 ZnO 纳米棒的 SEM 照片[13]，可以看出 ZnO 纳米棒均匀地分布在 SiO_2 基底上，并且可以清楚地观察到纳米棒的直径；（c）是聚苯胺纳米纤维的 SEM 照片[14]，可以看出聚苯胺纳米纤维是表面光滑的纤维结构，平均直径大约为 300nm，并且有少量出现卷曲和褶皱；（d）是采用脉冲激光沉积将银颗粒沉积在基底表面的 SEM 照片[15]，可以看出银颗粒层均匀地沉积在基底表面，随着沉积时间的延长，银颗粒层的厚度明显增大。

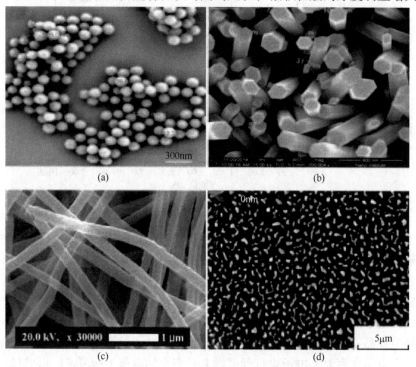

图 6-8　几种典型纳米材料形貌的扫描电子显微镜照片
（a）介孔纳米硅球的 SEM 照片；（b）ZnO 纳米棒的 SEM 照片；
（c）聚苯胺纳米纤维的 SEM 照片；（d）银颗粒沉积在基底表面的 SEM 照片

（2）研究介孔结构：图 6-9 是几种介孔材料的扫描电子显微镜照片。其中，（a）是介孔硅材料的 SEM 照片[16]，可以看出该材料具有规则均匀的孔形貌，孔径在 20nm 左右；（b）是分级孔结构多孔碳的 SEM 照片[17]，可以清晰地看到石墨烯片相互连接形成丰富的分级孔结构，大量的大孔和相邻的小孔连接在一起，大孔的孔径从几百纳米到几微米不等；（c）是二维网络结构 MoO_3 纳米材料的 SEM 照片[18]，可以看出纳米 MoO_3 的长度为 5～15μm，宽为 1～4μm，厚度为 100～500nm；（d）是具有分级孔结构硅球的 SEM 照片[19]，可以看出硅球的直径为 100～300nm，球体分布着丰富的孔结构，孔径为 10～40nm。

（3）研究纳米阵列：图 6-10 是几种纳米阵列材料的扫描电子显微镜照片。其中，（a）是 ZnO 纳米针阵列的 SEM 照片[20]，可以看出 ZnO 纳米针均匀地生长在

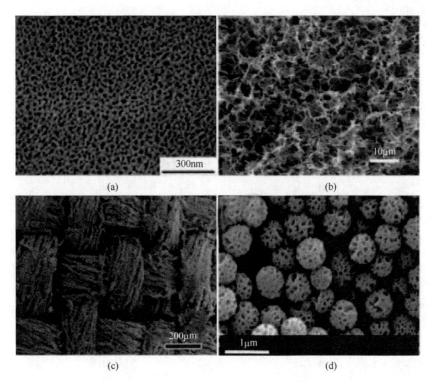

图 6-9　几种介孔材料的扫描电子显微镜照片
（a）介孔硅材料的 SEM 照片；（b）分级孔结构多孔碳的 SEM 照片；
（c）二维网络结构 MoO_3 纳米材料的 SEM 照片；（d）具有分级孔结构硅球的 SEM 照片

基底上，其根部的直径为 100~300nm，顶部直径为 50~120nm；（b）是碳纳米管阵列的 SEM 照片[21]，可以看出碳纳米管阵列的厚度为 35μm，碳纳米管阵列形成了密实的块状结构，并且碳纳米管均匀地排列，碳纳米管的壁厚为 5~10nm，直径为 24~30nm；（c）是 $Zn_xCo_{3-x}O_4$ 纳米片和纳米线阵列的 SEM 照片[22]，可以看出纳米线以 60°的方向生长在纳米片表面，随着反应时间的延长，生长的纳米线就越多，形貌越完整，纳米线的直径约为 200nm，长度约为 10μm；（d）是 MnO_2/CNTA 复合材料的 SEM 照片[23]，可以看出 MnO_2 颗粒均匀地镶嵌在碳纳米管阵列表面，MnO_2 的直径大约为 150nm。

（4）研究断口形貌：图 6-11 是贝壳横切面微观结构的扫描电子显微镜照片。（a）是垂直于横切面的 SEM 照片，（b）是平行于横切面的 SEM 照片。从图中可以看出，贝壳晶体主要有两种排列方式，晶体的形状主要有颗粒状、砖块状、圆形、块状和不规则的多边形等[24]。

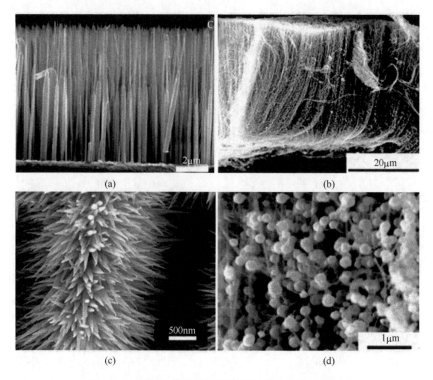

图 6-10　几种纳米阵列材料的扫描电子显微镜照片

（a）ZnO 纳米针阵列的 SEM 照片；（b）碳纳米管阵列的 SEM 照片；
（c）$Zn_xCo_{3-x}O_4$ 纳米片和纳米线阵列的 SEM 照片；（d）MnO_2/CNTA 复合材料的 SEM 照片

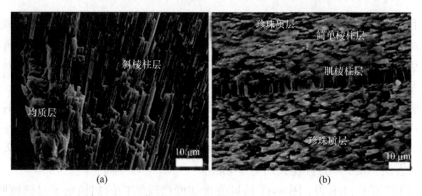

图 6-11　贝壳横切面微观结构的扫描电子显微镜照片

（a）垂直于横切面的 SEM 照片；（b）平行于横切面的 SEM 照片

6.2.6.2　材料的化学成分分析

图 6-12 是纳米氮化钒材料表面的 EDS 分析图及其对应的能谱图[25]。从 EDS 分析图中可以看出，V 和 O 元素均匀地分布于纳米 VN 表面，而从 N 元素的分布

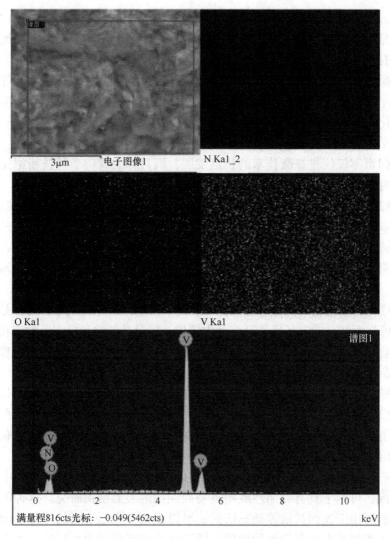

图 6-12 纳米氮化钒材料表面的 EDS 分析图及其对应的能谱图

图中可以看出，N 元素并不是均匀地分布于 VN 颗粒表面，有的部分含量多，有的部分含量少，说明 VN 颗粒表面有一层氧化物存在。通过能谱分析计算 VN 颗粒表面 O 的相对含量为 18.4%，N 的相对含量为 16.64%，N 元素的含量明显小于 O 元素的含量，说明 VN 颗粒表面有一层钒的氧化物。

6.3　扫描探针显微镜

扫描探针显微镜（scanning probe microscope，SPM）包括扫描隧道显微镜

（STM）、原子力显微镜（AFM）、激光力显微镜（LFM）、磁力显微镜（MFM）、静电力显微镜以及扫描热显微镜等，是一类完全新型的显微镜。它们通过尖端粗细只有一个原子大小的探针研究样品表面极小尺寸上的细节与特征。由于采用扫描探针技术，轻而易举地克服了光学显微镜所受的 Abbe 囿限，能够以相当高分辨率探测原子与分子的形状，确定物体的电、磁与机械特性，甚至能确定温度变化的影响。在使用这种显微镜时无须精确制样，在物理学、化学、生物、微电子学与材料科学等领域获得了极为广泛的应用，人们逐渐认识到：这类显微镜的问世不仅仅是显微技术的长足发展，而且标志着一个科技新纪元——纳米科技时代的开始。

1982 年，IBM 公司苏黎世实验室的 Gerd Binnig 博士和 Heinrich Rohrer 博士及其同事们共同研制成功了世界上第一台扫描隧道显微镜。它的出现，使人类第一次能够实时地观察单个原子在物质表面的排列状态和表面电子行为，在表面科学、材料科学、生命科学等领域的研究中有着重大的意义，并具有广阔的应用前景。

扫描探针显微镜以其分辨率极高，实时、实空间、原位成像，对样品无特殊要求，可在大气、常温环境甚至溶液中成像，同时具备纳米操作及加工功能，系统及配套相对简单、廉价等优点，被材料科学广泛应用于纳米科技、物理学、化学和生命科学等领域，并取得了许多重要成果。

扫描探针显微镜的基本原理是：控制探针在被测样品的表面进行扫描，同时记录下扫描过程中探针尖端和样品表面的相互作用，就能得到样品表面的相关信息。利用这种方法得到被测样品表面信息的分辨率取决于控制扫描的定位精度和探针作用尖端的大小（即探针的尖锐度）。

扫描探针显微镜的优点是：原子级分辨率高；可实时得到实空间中表面的三维图像；可用于具有周期性或不具备周期性的表面结构研究。这种可实时观测的性能可用于表面扩散等动态研究；可以观察单个原子层的局部表面结构，而不是体相或整个表面的平均性质，因而可直接观察到表面缺陷、表面重构、表面吸附体的形态和位置以及由吸附体引起的表面重构等；可在真空、大气、常温等不同环境下工作，甚至可将样品浸在水和其他溶液中，不需要特别的制样技术，并且探测过程对样品无损伤；配合扫描隧道谱可以得到有关表面结构的信息。

此外，扫描探针显微镜具有设备相对简单、体积小、价格便宜、对安装环境要求低、对样品无特殊要求、制样容易、检测快捷、操作简便等特点，同时扫描探针显微镜的日常维护和运行费用也十分低廉，因此扫描探针显微镜技术一经发明就带动了纳米科技的快速发展，并在很短的时间得到广泛应用。

6.3.1 扫描隧道显微镜

1982 年第一台扫描隧道显微镜问世。它的问世，使人们第一次能够实时地观察到原子在物质表面的排列状态和与表面电子行为有关的物理化学性质，对表面科学、材料科学、生命科学和微电子技术的研究有着重大的意义和广阔的应用背景，被科学界公认为表面科学和表面现象分析的一次革命。1983 年，利用扫描隧道显微镜在实空间观察到 Si（111）的 7×7 结构。扫描隧道显微镜可以解决每一种导电的固体表面在原子尺度上的局域电子结构，因而可以获得局域原子结构。原子力显微镜可以获得绝缘体表面的局域原子结构。扫描隧道显微镜和原子力显微镜具有在不同环境下成像的能力，且具有对样品无损伤等优点，可以用来进行表面扩散等动态过程的观察。

6.3.1.1 扫描隧道显微镜的仪器构造

扫描隧道显微镜是近场成像仪器，它基于原子级锐利的探针和样品表面之间的隧穿原理而运作。通常隧穿过程中针尖在表面上横向扫描，以恒流或恒高模式得到表面的像。这就要求仪器具有准确稳定的隧道结构、很高的机械稳定性、抗振动和抗冲击的隔离性能，并具有热漂移补偿功能。主要利用压电器件进行细调节，可以从 0.5nm 到几十微米。为了保证 0.01nm 的扫描精度，扫描电压的精度必须在 3mV 以上。图 6-13 是扫描隧道显微镜的仪器原理框图及基本结构示意图[26,27]。

6.3.1.2 扫描隧道显微镜的基本原理

扫描隧道显微镜的基本原理是利用量子理论中的隧道效应，将原子线度的极细探针和被研究物质的表面作为两个电极，当样品与针尖的距离非常接近时，在外加电场的作用下，电子会穿越两个电极之间的势垒流向另一电极，这就是隧

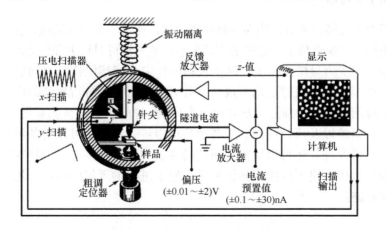

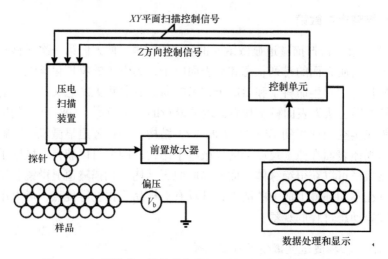

图 6-13　扫描隧道显微镜的仪器原理框图及基本结构示意图

道效应。隧道电流的强度对针尖与样品表面之间的距离非常敏感，如果距离减小
0.1nm，隧道电流将增加一个数量级，因此利用电子线路控制隧道电流的恒定，
并用压电陶瓷材料控制针尖的样品表面的扫描，则探针在垂直于样品方向上高低
的变化就反映出了样品表面的起伏，将针尖在样品表面扫描运动时的轨迹直接在
荧光屏或记录纸上显示出来，就得到了样品表面态密度的分布或原子排列的情况
[28]。表面结构可以用恒定电流模式画出，这时记录的是受反馈控制的针尖的上下
运动，而在每一个 x-y 位置上，隧道电流恒定不变；也可以用恒定高度模式画出，
这时记录的是隧道电流随位置的变化，而针尖在表面之上保持恒定高度。恒高模
式在高速扫描时使用，但要求表面很光滑。对于粗糙表面的形貌，需采用恒流
模式。

6.3.2　原子力显微镜

原子力显微镜跟所有扫描探针显微镜一样，使用一个极细的探针在样品表面
进行光栅扫描，探针位于一悬臂的末端顶部，该悬臂可对针尖和样品间的作用力
做出反应。原子力显微镜提供一种使锐利的针尖直接接触样品表面而成像的方
法。绝缘的样品和有机样品均可成像，并可以获得原子分辨率的图像。原子力
显微镜的应用范围比扫描隧道显微镜更为广阔，原子力显微镜实验可以在大气、
超高真空、溶液以及反应性气氛等各种环境中进行，除了可以对各种材料的表
面结构进行研究外，还可以研究材料的硬度、弹性、塑性等力学性能以及比表
面微区摩擦性质，也可以用于操纵分子、原子进行纳米尺度的结构加工和超高
密度信息存储。

6.3.2.1　原子力显微镜的基本结构

原子力显微镜系统可分为探头、电子控制系统、计算机系统和光学显微镜系统四个子系统。探头主要包括探针、样品扫描和逼近、前置放大器，实现自动进入工作状态、信号采集及放大等功能。电子控制系统一方面自动识别探头类型并将其送入的相应信号进行各种运算和处理，提供给计算机系统；另一方面，将计算机系统输出的扫描信号进行高压放大，驱动样品扫描器工作。光学显微镜系统包括光学显微镜、CCD 和视频采集卡，是一个数字化的样品–探针检测系统。

6.3.2.2　原子力显微镜的工作原理

图 6-14 是原子力显微镜的工作原理示意图[26]。二极管激光器发出的激光束经过光学系统聚焦在微悬臂背面，并从微悬臂背面反射到由光电二极管构成的光斑位置检测器。在样品扫描时，由于样品表面的原子与微悬臂探针尖端的原子间的相互作用力，微悬臂将随样品表面形貌而弯曲起伏，反射光束也将随之偏移，因而，通过光电二极管检测光斑位置的变化，就能获得被测样品表面形貌的信息。

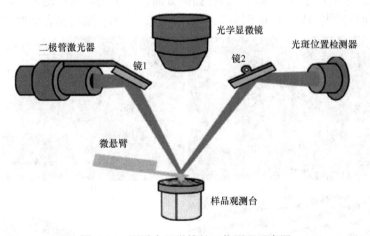

图 6-14　原子力显微镜的工作原理示意图

原子力显微镜可以按照两种模式工作：有反馈控制和无反馈控制。如果电子反馈开始工作，可使样品上下运动的定位压电器开始对检测到的作用力的变化作出反应，并改变针尖和样品间的距离，从而根据预定值记下力的大小。这种工作模式被称为恒力模式，通常可以得到相当可靠的图像。

如果电子反馈不工作，显微镜将要以恒高或偏转模式运行，当样品非常平坦时，这种模式可以保证获得高分辨率的图像。如果再加上少量的反馈增进，就可以避免温度起伏或样品粗糙破坏针尖或悬臂等问题的出现，这种模式被称为误差信号模式。误差信号模式也可以在电子反馈工作时运行，这样，拓扑图像滤去微小的变形，而突出了样品图像的边缘。

6.3.3   扫描隧道显微镜和原子力显微镜在纳米材料研究中的应用

扫描隧道显微镜和原子力显微镜是研究材料表面形貌的强有力工具。图 6-15 是几种材料的扫描隧道显微镜和原子力显微镜的形貌图。其中（a）是氮化硼薄膜的表面原子分辨图[29]，从图中可见氮化硼表面的每个晶胞清晰可见，构成一个面内晶格常数为 0.257nm 的六角蜂窝结构，在这个六角蜂窝结构之上仍然能依稀辨别出在高偏压下非常清晰的椭圆状高亮点的所在位置；（b）是吸附有水分子和氧原子的 Cu（110）表面 STM 形貌图[30]，从图中可见在 Cu—O 链周边形成了规则的六边形网状结构，相对于洁净 Cu（110）表面，水分子将在其表面自组装形成规则的沿[001]方向的 Z 字形链状结构，并且水分子更倾向于首先通过氢键与 Cu—O 链中的氧原子键合，然后其他水分子再与之结合形成稳定的六边形网状结构；（c）是胶原蛋白纳米纤维阵列的原子力显微镜照片[31]，从图中可见，蛋白纤维平均高度约 3nm，宽度约 200nm，尽管单根纤维呈反复弯曲状，但整个纤维阵列的取向大致垂直于接触模式下的行扫描方向；（d）是乳腺癌组织病理切片原子力显微镜照片[32]，从图中可见肿瘤细胞在形状、大小、细胞膜表面形貌特征等方

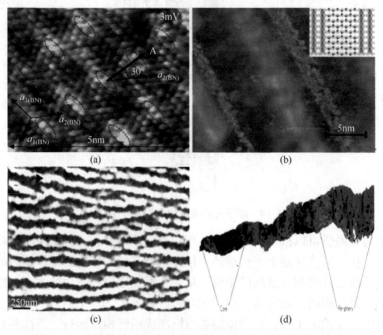

图 6-15　几种材料的扫描隧道显微镜和原子力显微镜的形貌图

（a）氮化硼薄膜的表面原子分辨图；（b）吸附有水分子和氧原子的 Cu（110）表面 STM 形貌图；
（c）胶原蛋白纳米纤维阵列的原子力显微镜照片；（d）乳腺癌组织病理切片原子力显微镜照片

面与正常细胞有一定的差别。利用原子力显微镜来观察肿瘤组织以及细胞在微观结构上的改变，在临床上可为肿瘤辅助诊断提供参考。

6.4　X 射线衍射仪

　　最早发现 X 射线的是德国物理学家伦琴（W. C. Röntgen）。1895 年 11 月 8 日，伦琴在实验室研究真空管中的高压放电现象时，意外地发现了 X 射线。随后的几个星期伦琴致力于 X 射线的研究，当伦琴的夫人于 12 月 22 日来到实验室时，伦琴用 X 射线拍摄了夫人手掌的照片，如图 6-16 所示，这是世界上第一张 X 射线照片，因此 X 射线也称伦琴射线[33]。几个月以后，医学界将 X 射线应用于诊断及医疗，而后又广泛地应用于机械零件以及金属材料的探伤。伦琴由于其伟大的贡献获得了 1901 年诺贝尔物理学奖。

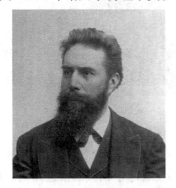
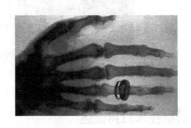

图 6-16　德国物理学家伦琴及第一张 X 射线衍射照片

　　1912 年德国物理学家劳厄（M. von Laue）与其研究生在讨论光学问题时得到启发，并在实验中发现，如果一束 X 射线穿过晶体，将会发生衍射，并在衍射光路的一定角度上显示出图像，即著名的劳厄衍射图像，如图 6-17 所示。该实验的

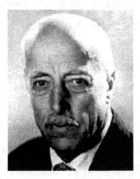
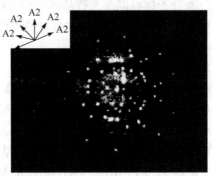

图 6-17　德国物理学家劳厄及劳厄衍射图像

意义在于证实了 X 射线的本质是电磁波，具有波动性，同时也证明了晶体的周期性，从而为研究物质的微观世界提供了一个有力的新方法[34]。

　　在劳厄实验的基础上，1912 年，英国物理学家布拉格父子（W. H. Bragg and W. L. Bragg，图 6-18）首次利用 X 射线衍射（X-ray diffraction）方法测量了氯化钠（NaCl）晶体结构，同时提出了晶面反射 X 射线的概念，并推导出著名的布拉格方程。该方程是 X 射线晶体学的理论基础，布拉格父子因此获得了 1915 年诺贝尔物理学奖，是诺贝尔物理学奖史上唯一一对分享该荣誉的父子。

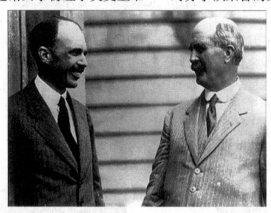

图 6-18　布拉格父子

6.4.1　X 衍射技术应用概述

　　X 射线的发现与发展对现代科学技术的发展起了积极的推进作用。从发现 X 射线及其衍射现象到应用 X 射线解决物理、医学、生物、化学等方面的问题，其中有几项伟大的发明/发现均获得了诺贝尔奖，例如，青霉素的发现、DNA 结构的确定等都是主要依靠 X 射线衍射技术来分析的。X 射线衍射技术在其他方面的应用也很广泛。例如，利用 X 射线衍射技术研究原子排列，可以解释超导材料的超导特性；高分子材料以及人造晶体结构特性；还可以检测集成电路单晶硅片质量；纳米材料结构等。目前国内大部分科研机构都已引进 X 射线衍射仪（XRD）用以分析材料结构特性[35]。

　　X 射线波长介于紫外线与 γ 射线之间，其单位通常用埃（Å）表示，而国际单位制中通常用纳米（nm）表示，$1nm=10Å=10^{-9}m$。在电磁波谱中 X 射线的波长范围为 $0.01\sim100$Å。还有一种用晶体学相对表示方法，叫做 X 或 kX 单位，其中 $1X=10^{-3}kX$，kX 与 Å 的数值极为接近，但是并不相等，随着测试精度的不断进步，两者的换算关系也在不断变化，最新给出的结果为 $1kX=(1.002056\pm1.000005)$Å。原子和分子的距离为 $1\sim10$Å，刚好位于 X 射线波长范围内，因此利用 X 射线衍射技术能够分析物质微观结构。该方法是目前探索物质微观结构的主要方法。

X射线的产生有多种方式，通常是利用高速电子流轰击金属靶的方式来获取X射线，当高速运动的电子与金属靶发生碰撞时，电子的运动受阻，动能急剧减小，损失的动能以两种形式存在，一种是以光子的形式放出，形成X射线光谱的连续部分，大约占损失总能量的1%；另一种是余下的99%的损失能量以热能的形式使物体的温度升高。因此产生X射线的条件是：自由电子；电子定向高速运动；电子受迫减速或停下。人们按照该条件设计了X射线管。X射线管的主要组成部分是阴极、阳极、窗口、焦点。其中阴极主要是产生电子；阳极也称靶材，主要起被撞击作用。靶材内部设有循环水冷却通道，用来冷却系统，防止靶材融化。阳极外面设有阳极罩，作用是吸收二次电子。窗口为X射线在阳极靶内输出窗口，焦点是阳极靶材靶面被电子轰击的地方。

X射线穿透物质时会产生部分被吸收的现象，从而使得X射线的强度产生衰减。该过程十分复杂，但就X射线与物质之间的相互作用而言，可以分为两类：一类是入射粒子能量被原子吸收过程，另一类是入射粒子被电子散射过程。

入射X射线散射过程分为两种，一种称为相干散射，另一种称为非相干散射。相干散射是指X射线与紧紧束缚在原子核周围的内层电子相撞，此时释放出的光子把能量全部传给电子，电子将在其平衡位置附近做受迫振动，以入射X射线相同频率加速或者减速。根据经典理论，做加速运动的带电粒子会不断向周围辐射电磁波，在这里称之为X射线散射波，散射波的方向是不固定的。非相干散射也称康普顿散射，是指外层电子与金属晶体中的自由电子发生弹性碰撞，碰撞后光子能量、方向均发生改变并遵循一定的规律。

6.4.2 X射线衍射仪工作原理

X射线衍射仪主要分为四个部分，分别是X射线源、样品台、测角仪和探测器，这四部分按照聚焦原理有机地组合起来，当利用X射线源照射样品表面时，测角仪对样品表面所产生的衍射线的角度位置、强度、线型等进行记录。其中测角仪是衍射仪的核心部件，测量时，样品台和测角仪分别绕固定轴转动，也可机械连动，样品台转过θ角时，计数器转过2θ；测量时，计数器由2θ接近0°处开始向衍射角增大方向移动，计数器的脉冲通过电势差计记录数据，从而得到衍射线相对强度随2θ变化曲线。

X射线物相分析是以衍射效应为基础，对于晶体物质，由于其晶体结构及参数不同，因此衍射图像也就不同，所以晶体衍射图像可以成为晶体物质特有的标志。对于多相物质，其衍射图像是各相衍射图像叠加而成，彼此独立。各相的衍射图像表明了对应元素的组合状态，因此可以将待测物体衍射图像与已知物质衍射数据进行对比，从而给出晶体内部物质结构信息。这种将未知物相的衍射图像与已知物体对照的方法是哈纳沃特及其合作者首先创建的，起初他们收集了1000

多种化合物的衍射数据作为参考，随后美国材料与试验协会（ASTM）接手这项工作，于 1941 年首次出版了含有 1300 种物质的 ASTM 粉末衍射卡片集，到 1956 年共有 6000 多种物质衍射卡片，分为六组卡片集，以后逐年增加，补充，校正。至 2003 年已经出版了 53 组 157048 个衍射图像，称为 JCPDS 卡片或者 PDF 卡片，分为有机物和无机物两大类。

表 6-1 给出了六角纤锌矿结构氧化锌晶体部分 PDF 卡片数据，从 PDF 卡片中可以读取角度 2θ 的值，晶面间距 d，以及不同晶面米勒指数等。

表 6-1　氧化锌晶体部分 PDF 卡片数据

$2\theta/(°)$	$d/\text{Å}$	I/fm	$(h\,k\,l)$	$\theta/(°)$	$1/(2d)/(\text{Å}^{-1})$	$2\pi/d/(\text{Å}^{-1})$
31.769	2.8143	57.0	(1 0 0)	15.885	0.1777	2.2326
34.421	2.6033	44.0	(0 0 2)	17.211	0.1921	2.4135
36.252	2.4759	100.0	(1 0 1)	18.126	0.2019	2.5377
47.538	1.9111	23.0	(1 0 2)	23.769	0.2616	3.2877
56.602	1.6247	32.0	(1 1 0)	28.301	0.3077	3.8672
62.862	1.4771	29.0	(1 0 3)	31.431	0.3385	4.2537
66.378	1.4072	4.0	(2 0 0)	33.189	0.3553	4.4652
67.961	1.3782	23.0	(1 1 2)	33.981	0.3628	4.5590
69.098	1.3583	11.0	(2 0 1)	34.549	0.3681	4.6259
72.560	1.3017	2.0	(0 0 4)	36.280	0.3841	4.8268
76.953	1.2380	4.0	(2 0 2)	38.476	0.4039	5.0752

6.4.3　X 射线衍射应用举例

图 6-19 给出了利用脉冲激光沉积方法制备的氧化锌薄膜 X 射线衍射图，氧化锌的晶体结构属于六角纤锌矿结构，对于晶体，会存在沿某一方向择优生长取向，而氧化锌晶体的择优生长取向是晶面指数为（002）方向。如果生长条件理想，氧化锌薄膜 X 射线衍射图中应该只出现位于 34.421°的（002）峰，而实际制备过程中无论是薄膜样品还是纳米结构样品，其图谱中对应的衍射峰与理想情况都有着或多或少的出入。例如，如图 6-19 所示[36]，与理论情况相比，实际薄膜样品共出现两个衍射峰，说明薄膜并没有只按照择优取向生长，在生长过程中也沿着（004）方向生长，这说明样品在生长过程中结晶质量受到影响。另外，（002）峰产生了偏移，该峰的偏移与晶体内部缺陷有关，通过研究该峰偏移大小给出晶体内部缺陷信息。

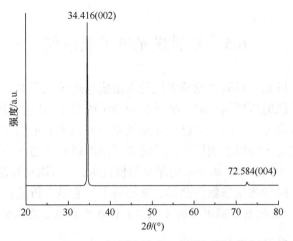

图 6-19　氧化锌薄膜 X 射线衍射图

图 6-20 给出了氧化镍、氮化钒 X 射线图[37]，由图中可以看出，这两种化合物并没有沿着一个结晶方向择优生长，而是同时沿着几个晶向生长。图中可以观测到的氮化钒的相关峰共有五个，其晶面米勒指数可以分别表示为（111）、（200）、（220）、（311）、（222），氮化钒 PDF 卡片号码为（ICDD PDF 35-768），通过与其PDF 卡片对比，发现五个峰的位置与 PDF 卡片相同，这说明制备的样品结晶质量理想。图中氧化镍相关峰有三个，其晶面米勒指数可以分别表示为（111）、（200）、（220），氧化镍 PDF 卡片号码为（JCPDF 74-2075），通过与该卡片上数据对比可以得到氧化镍内部晶体结构相关信息。

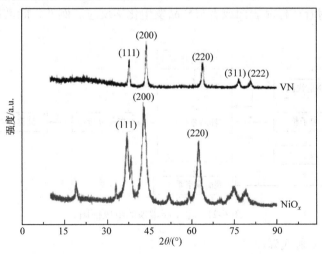

图 6-20　氧化镍、氮化钒 X 射线图

6.5　X射线光电子能谱仪

电子能谱分析是一种研究物质表层元素组成与离子状态的表面分析技术，其基本原理是用单色射线照射样品，使样品中原子或分子的电子受激发射，然后测量这些电子的能量分布，通过与已知元素的原子或离子的不同壳层的电子能量相比较，就可以确定未知样品表层中原子或离子的组成和状态。一般认为，表层的信息深度大约为十几纳米，如果采用深度剖析技术，也可以对样品进行深度分析。根据激发源的不同和测量参数的差异，常用的电子能谱分析是：X射线光电子能谱分析（XPS）、俄歇电子能谱分析（AES）和紫外光电子能谱分析（UPS）。

6.5.1　X射线光电子能谱仪的构造

以X射线为激发源的光电子能谱仪主要由激发源、样品分析室、能量分析器、电子检测器、记录控制系统和真空系统等组成。图6-21是电子能谱仪的组成框图[38]。从激发源来的单色光束照射样品室里的样品，只要光子的能量大于材料中某原子轨道中电子的结合能，样品中的束缚电子就被电离而逃逸。光电子在能量分析器中按其能量的大小被"色散"、聚焦后被检测器接收，信号经放大后输入到记录控制系统，一般都由计算机来完成仪器控制与数据采集工作。整个能谱仪要有良好的真空度，一般情况下，样品分析室的真空度要优于 10^{-5}Pa，这一方面是为了减少电子在运动过程中同残留的气体发生碰撞而损失信号强度，另一方面是为了防止残留气体附着在样品表面或者与样品发生化学反应。例外，能谱仪还要避免外磁场的干扰。

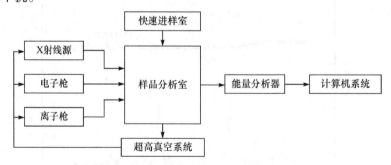

图 6-21　电子能谱仪的组成框图

6.5.1.1　X射线源

用于电子能谱的X射线源，其主要指标是强度和线宽。光电效应概率随X射线能量的减少而增加，所以在光电子能谱工作中，应尽可能采用波长较长的X射线。为了让尽可能多的 X 射线照射样品，X 射线源的靶应尽量靠近样品。另外，X 射线源和样品分析室之间必须用箔窗隔离，以防止 X 射线靶所产生的大量次级电子进入样品分析室而形成高的背底。X 射线也可以利用晶体色散单色化。X 射线经单色化后，除了能改善光电子能谱的分辨率外，还除去了其他波长的 X 射线产生的伴峰，改善信噪比。

除了用特征 X 射线作激发源外，还可用加速的同步辐射，它能提供能量从 10eV 到 10keV 连续可调的激发源。这种辐射在强度和线宽方面都比特征 X 射线优越，更重要的是能够从连续能量范围内任意选择所需要的辐射能量值。

6.5.1.2　能量分析器

能量分析器是光电子能谱仪的核心部件。其作用是把具有不同能量的光电子分别聚焦并分辨开，一般利用电磁场来实现不同能量光电子的偏转。电子能量分析器分磁场型和静电型，前者有很高的分辨能力，但因结构复杂，磁屏蔽要求严格，目前已很少采用。商品化电子能谱仪都采用静电型能量分析器，它的优点是整个仪器安装比较紧凑，体积较小，真空度要求较低，外磁场屏蔽简单，易于安装调试。常用的静电型能量分析器有球形分析器、球扇形分析器和筒镜型分析器等，其共同特点是：对应于内外两面的电势差值只允许一种能量的电子通过，连续改变两面间的电势差值就可以对电子能量进行扫描。

6.5.1.3　检测器

原子和分子的光电离截面都不大，在 XPS 分析中所能检测到的光电子流非常弱。要接收这样的信号，一般采用脉冲计数的方法，即用电子倍增器来检测电子的数目。现在 XPS 所用的检测器主要是多通道检测器，单通道电子倍增器已不多见。

通道电子倍增器由高铅玻璃或钛酸钡系陶瓷管制成。管的内壁具有二次发射特性。其原理是：当具有一定动能的电子进入这种器件，打到内壁上后，产生若干个二次电子，这些二次电子沿内壁电场加速，又打到对面的内壁上，产生更多的二次电子，如此反复倍增，最后在倍增器的末端形成一个脉冲信号输出。倍增器两端的电压约为 3000V。

如果把多个单通道电子倍增器组合在一起，就形成了多通道电子倍增器，它能够提高采集数据的效率，并大大提高仪器的灵敏度。

电子能谱仪一般都有自动记录和自动扫描装置，并采用电子计算机进行程序控制和数据处理。

6.5.2 X 射线光电子能谱分析的基本原理

X 射线光电子能谱分析（X-ray photoelectron spectroscopy，XPS）是由瑞典皇家科学院院士、Uppsala 大学物理研究所所长 K. Siegbahn 教授领导的研究小组创立的，并于 1954 年研制出世界上第一台光电子能谱仪。此后，他们精确地测定了元素周期表中各种原子的内层电子结合能。原子内层电子结合能的变化可以为材料研究提供分子结构、原子价态等方面的信息，因此具有广泛的应用价值。自 20 世纪 60 年代起，XPS 开始得到人们的重视，并且迅速在不同的材料研究领域中得到应用。

作为一种典型的表面分析方法，X 射线光电子能谱法能够提供样品表面的元素含量与形态，其信息深度为 3～5nm。如果利用离子作为剥离手段，利用 XPS 作为分析方法，则可以实现对样品的深度分析。

XPS 的基本原理是：一定能量的 X 射线照射到样品表面后能够和待测物质发生作用，使待测物质原子中的电子脱离原子成为自由电子。由于各元素原子的轨道电子结合能是一定的，因此，如果能测出电子的动能 E_k，便可得到样品中元素的组成。此外，由于元素所处的化学环境不同，其结合能会有微小的差别。这种由化学环境不同引起的结合能的微小差别叫化学位移，由化学位移的大小可以确定元素所处的状态。例如，某元素失去电子成为离子后，其结合能会增加，如果得到电子成为负离子，则结合能会降低。因此，利用化学位移值还可以分析元素的化合价和存在形式[39]。

通常电子能谱仪的计算机可用动能（E_k）或者结合能（E_b）两种坐标形式绘制和打印 XPS 谱图，即谱图的横坐标是动能或结合能，单位是 eV；纵坐标是相对强度（CPS）。一般以结合能为横坐标，其优点在于光电子的结合能比动能更能直接地反映出电子的结合能与激发源光子的能量关系，只与该光电子原来所在能级的能量有关。

XPS 谱图中那些明显而尖锐的谱峰，都是由未经非弹性散射的光电子形成的，而那些来自样品深层的光电子，由于在逃逸的路径上有能量损失，其动能已不再具有特征性，成为谱图的背底或伴峰。由于能量损失是随机的，因此背底电子的能量变化是连续的，一般是低结合能端的背底电子少，高结合能端的背底电子多，反映在谱图上就是，随着结合能的提高，背底电子的强度呈现逐渐上升的趋势。

在本征信号不太强的 XPS 谱图里，往往会看见明显的"噪声"，即谱线不是理想的平滑曲线，而是锯齿般的曲线。这种"噪声"并不完全是仪器导致的，有时也可能是信噪比太低，即样品中某一待测元素含量太少的缘故。由于噪声是随机出现的，一般采用增加扫描次数、延长扫描时间、利用计算机多次累加信号的方法达到提高信噪比、平滑谱线的目的。

6.5.3　X射线光电子谱图定性和定量分析

X射线光电子能谱是一种非破坏性的分析方法,当用于固体样品定性分析时,是一种表面分析方法,它的绝对灵敏度可达 10^{-18}g,也就是说,当样品中某一组分的含量只有 10^{-18}g 时,仪器就有感应;但是,由于仪器噪声等方面的影响,这些微弱的感应信号往往被淹没,使仪器难以区分噪声与信号,一般只考虑它的相对灵敏度[40]。由于仪器噪声等多方面的影响,它的相对灵敏度也并不是太高,一般只有 0.1%左右。因此,XPS 只是一种很好的微量分析技术,对痕量分析效果较差。它除了能对许多元素进行定性分析以外,也可以进行定量或半定量分析,特别是适合分析原子的价态和化合物的结构。它是有效的元素定性分析方法之一,原则上可以鉴定元素周期表上除氢以外的所有元素。由于各元素都具有特定的电子结合能,因此在能谱中就出现特征谱线。即使是周期表中相邻的元素,它们的同种能级的电子结合能相差也相当大,所以可以根据谱线位置来鉴定元素种类。

6.5.3.1　XPS谱图元素定性分析步骤

定性分析就是当用 X 射线光电子能谱仪得到一张 XPS 谱图后,依据前面所述元素的光电子线、俄歇线的特征能量值及其伴线的特征来标识谱图,找出每条谱线的归属,从而达到定性分析的目的。

（1）利用污染碳的C1s或其他的方法扣除荷电。

（2）首先标识那些总是出现的谱图。

（3）利用结合能数值标识谱图中最强的、代表样品中主体元素的强光电子谱线,并且与元素内层电子结合能标准值仔细核对,并找出与此相匹配的其他弱光电子线和俄歇线群,要特别注意某些谱线可能来自更强光电子线的干扰。

（4）最后标识余下的较弱的谱线,方法同上所述。在标识它们之前,应首先想到它们可能来自微量元素或杂质元素的信号,也可能来自强的谱线的干扰。

（5）对那些经反复核实都没有归属的谱线,应想到它们可能是鬼线。

（6）当发现一个元素的强光电子线被另一元素的俄歇线干扰时,应采用换靶的方法,在以结合能为横坐标的 XPS 谱图里,把产生干扰的俄歇线移开,达到消除干扰的目的,以利于谱线的定性标识。

6.5.3.2　XPS定量分析方法

XPS 定量分析的关键是如何把所观测到的谱线的强度信号转变成元素的含量,即将峰的面积转变成相应元素的浓度。通常,光电子强度的大小主要取决于样品中所测元素的含量。因此,通过测量光电子的强度就可进行 XPS 定量分析。但在实验中发现,直接用谱线的强度进行定量分析,所得到的结果误差较大。这是由于不同元素的原子或同一元素不同壳层上的电子的光电截面是不一样的，被光子照射后产生光电离的概率不同，即有的电子对光敏感，有的电子对光不敏感，敏感的光电子信号强，反之则弱。所以不能直接用谱线的强度进行定量分析。

6.5.4 X射线光电子能谱待测样品制备方法

6.5.4.1 无机材料的制样方法

（1）溶剂清洗（萃取）或长时间抽真空，以除去试样表面的污染物。

（2）用氩离子刻蚀法除去表面污染物。要注意的是，由于存在择优溅射现象，刻蚀可能会引起试样表面化学组成的变化，易被溅射的成分在样品表面的原子浓度会降低，而不易被溅射的成分的原子浓度提高，有的样品还会发生氧化或还原反应。因此，若需利用该方法清洁试样表面，最好用一个标准样品来选择刻蚀参数，以避免待测样品表面被氩离子还原及改变表面组成。

（3）擦磨、刮剥和研磨。如果样品表层与内层的成分相同，则可用 SiC 纸擦磨或用刀片刮剥表面污染层，使之裸露出新的表面层，如果是粉末样品，则可采用研磨的办法使之裸露出新的表面层。对于块状的样品，也可在气氛保护下打碎或打断样品，测试新露出的端面。需要注意的是，在这些操作过程中，不要带进新的污染物。

（4）真空加热法。对于能耐高温的样品，可采用在高真空度下加热的办法除去样品表面的吸附物。

6.5.4.2 有机物和高聚物样品的制样方法

（1）压片法。软散的样品采用压片的方法。

（2）溶解法。将样品溶解于易挥发的有机溶液中，然后将 1～2 滴溶液滴在镀金的样品托上，让其晾干或用吹风机吹干后测定。

（3）研压法。对不溶于易挥发有机溶剂的样品，可将少量样品研磨在金箔上，使其形成薄层，然后再进行测定。

样品安装的方法一般是把粉末样品粘在双面胶带上或压入钢箔（或金属网）内，块状样品可直接夹在样品托上或用导电胶粘在样品托上进行测定。对于块状样品来说，尺寸在 1cm×1cm 左右即可。

6.5.5 X射线光电子能谱在纳米材料研究中的应用

在进行 XPS 分析时，一般先要对样品表面作元素全谱分析，以便了解样品表面含有的元素，考察谱线之间是否存在互相干扰，并为获取窄区谱（高分辨谱）提供能量设置范围。元素全谱分析实质上就是根据能量校正后的结合能的值，与标准数据或标准谱线对照，找出谱图上各条谱线的归属。谱图上一般只标示出光电子线和俄歇线，其他的伴线只用来作为分析时的参考。图 6-22（a）是氮化钒纳米材料的 XPS 元素全谱分析图。结果表明，氮化钒纳米材料表面除了有钒、氮元素外，还有氧元素。谱图上 C1s 的信号来源可能有两种途径，一是溶胶，二是能谱仪中的油污染碳。

通过 XPS 谱图还可以分析离子价态以及元素不同离子价态比例。图 6-22（b）是氮化钒纳米材料氧和钒元素的高分辨 XPS 谱图。谱线经过计算机数据处理，得到钒离子的拟合谱线。每一条拟合的谱线对应钒离子的不同价态，每一条拟合谱线的峰面积即对应某一钒离子的强度，根据面积的比值，就可以得到不同钒离子的比值。在定量时，先取各元素的窄区谱，然后根据各自的峰面积，利用灵敏度因子定量，就能计算出不同价态元素的相对原子百分含量。

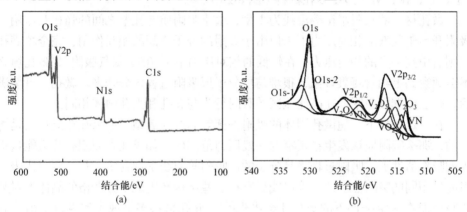

图 6-22　氮化钒纳米材料的 XPS 能谱分析图
（a）氮化钒纳米材料的 XPS 元素全谱分析图；（b）氮化钒纳米材料氧和钒元素的高分辨 XPS 谱图

6.6　氮气吸脱附分析仪

多孔材料的最大特点在于它具有"孔"，因此，"孔"分析提供了最简单并且最直接的表征方法。通常使用宏观参数来描述多孔材料，如多孔材料的表面积、外表面积、微孔孔容（孔体积）、微孔分布、介孔孔容、介孔分布、吸附脱附等温线、吸附特性、孔几何学以及孔道的连通性。但现在的理论与模型还不足以准确地解释实验数据，多数模型和公式都只适于一定范围（如孔径、形状等）和一定条件（如吸附质、温度和压力等）。因此，处理数据时要特别仔细，应用合适的模型和计算公式，不要过分解释数据或得出错误的结论[41]。

许多有关孔的性质都是通过物理吸附来测定的。吸附是物质在两相界面上浓集的现象。吸附剂是具有吸附能力的固体物质（如分子筛），吸附质是被吸附剂所吸附的物质（如氮气）。通常采用氮气、氩气或氧气为吸附质进行多孔物质的比表面、孔体积、孔径的大小和分布的测定，也可通过完整的吸附脱附曲线计算出介孔部分和微孔部分的体积和表面积等。

6.6.1　吸附平衡等温线

吸附平衡等温线就是以压力为横坐标，以恒温条件下吸附质在吸附剂上的吸附量为纵坐标的曲线。通常用比压（相对压力）p/p_0 表示压力；p 为气体的真实压力；p_0 为气体在测量温度下的饱和蒸气压。吸附平衡等温线可分为吸附和脱附两部分。吸附平衡等温线的形状与材料的孔组织结构有关，根据国际纯粹化学与应用化学联合会（IUPAC）的分类，有 6 种不同的类型，但是其中只有 4 种类型（Ⅰ、Ⅱ、Ⅳ、Ⅵ）适于多孔材料（图 6-23）[42]。

微孔材料的吸附平衡等温线为Ⅰ型，由于吸附质与孔壁之间的强相互作用，吸附开始于很低的相对压力下。但由于吸附的分子之间的相互作用，完全填满孔穴则需稍高一点的相对压力。在较低的相对压力下（<0.3，氮气吸附），微孔填充不会观察到毛细管凝聚现象，很难与单分子层吸附过程区分开来。微孔一旦填满后，外表面继续吸附，在高比压区的吸附行为与介孔和大孔固体相同。

在一定条件下，超微孔固体的吸附平衡等温线为Ⅵ型，如果孔在能量上是均一的，那么吸附应该发生在很窄的一段压力范围内。如果孔表面积有几组能量不等的吸附活性点，吸附过程将是分步的，吸附等温线呈现台阶，每一台阶代表一组能量相同的吸附点。此类等温线只有在那些结构和组成十分严格的晶体上对某些吸附质在一定条件下的吸附才会出现[43]。介孔材料多呈现Ⅳ型吸附平衡等温线。在较低的相对压力下发生的吸附主要是单分子层吸附，然后是多层吸附，至压力足以发生毛细管凝聚时，吸附等温线上表现为一个突跃，介孔的孔径越大，毛细管凝聚发生的压力越高，之后则是外表面吸附。

大孔材料的吸附平衡等温线为Ⅱ型。低比压区的吸附与介孔材料相同，单层吸附与多层吸附之间没有明显的界线。与Ⅳ型吸附平衡等温线的最大区别是没有毛细管凝聚现象发生，在中等比压下没有明显的突跃。

6.6.2　迟滞现象

若吸附–脱附不完全可逆，则吸附–脱附等温线是不重合的，这一现象称为迟滞现象，即结果与过程有关，多发生在Ⅳ型吸附平衡等温线。低比压区与单层吸附有关，单分子层吸附是可逆的，正由于这个原因，所以不存在迟滞现象。在许多测得的介孔材料吸附等温线中出现迟滞现象，但并不是所有Ⅳ型吸附平衡等温线都含有迟滞环（或称为迂回滞线）。在初步的孔几何学分析的基础上提出了一些吸附–脱附作用的机制，迟滞环的形状本身被简单地解释成孔穴的几何效应。IUPAC按形状将迟滞环可分为四类（H1、H2、H3 和 H4）（图 6-24）[44]。

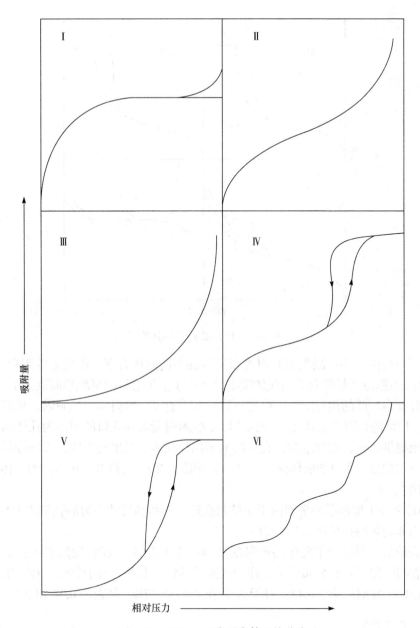

图 6-23 IUPAC 吸附平衡等温线分类

H1 型迟滞环很陡并且直立部分几乎平行，多由大小均匀且形状规则的孔造成。常见的孔结构有：独立的圆筒形细长孔道且孔径大小均一、分布较窄；大小均一的球形粒子堆积而成的孔穴。对于圆筒形细长孔道，吸附时吸附质一层一层地吸附在孔的表面（孔径变小），而脱附时为弯月面，因此，吸附和脱附过

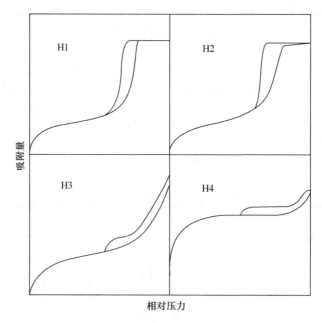

图 6-24　IUPAC 迟滞环分类

程是不一样的。毛细凝聚和脱附可以发生在不同的压力下，出现迟滞现象。

H2 型迟滞环是吸附等温线的吸附分支由于发生毛细凝聚现象而逐渐上升，面吸附分支在较低的相对压力下突然下降，几乎直立，吸附质突然脱附，从而空出孔穴，传统地归因于瓶状孔（口小腔大）；吸附时凝聚在孔口的液体为孔体的吸附和凝聚提供蒸气，而脱附时，孔口的液体挡住孔体蒸发出的气体，必须等到压力小到一定程度，孔口的液体蒸发气化开始脱附，"门"被打开，孔体内的气体"夺门而出"。

H3 和 H4 型迟滞环多归因于狭缝状孔道，形状和尺寸均匀的孔呈现 H4 迟滞环，而非均匀的孔呈现 H3 迟滞环。

在较低相对压力下发生的迟滞现象的迟滞环底部（吸附-脱附曲线相交处）的位置与吸附剂及孔分布无关，而与吸附质的性质有关。对于氮气，在 77K，约为比压的（相对压力）0.42；对于 Ar，在 87K 和 77K，分别为 0.34 和 0.26。

6.6.3　孔径尺寸

测量微孔材料孔径尺寸的有效方法是使用动力学直径大小不同的气体或易挥发的液体作为探针分子，根据低温时微孔材料只能吸附那些小于孔穴开口的分子，温度高时由于气体分子伸缩范围较大，有可能部分进入较小开口，可以测出孔径介于两个分子直径之间的尺寸。

6.6.4 孔体积（孔容）

微孔材料的孔体积很容易从饱和吸附量推算出来（因为吸附质在测量温度下的比重都是已知的）。常用于孔体积测量的分子有：Ar、O_2、N_2、水、正丁烷、正己烷、环己烷。

孔体积是衡量微孔材料的一个最重要的指标。采用 McBain-Bakr 装置以氧气为吸附质，样品在真空下脱水或脱气，然后测量干燥样品的质量，冷却样品至 $-196℃$，引入氧气（75torr），2h 后再测量，所增加的质量则为吸附氧气的质量。McBain-Bakr 装置也可以使用其他气体，如正己烷，70torr（相当于比压 0.5）、25℃ 下 2h。

6.6.5 BET 表面积

朗缪尔（Langmuir）吸附等温线的基本假设：①固体表面是均匀的；②被吸附分子间没有相互作用；③吸附是单分子层吸附；④在一定条件下吸附和脱附之间可以建立动态平衡。朗缪尔的假设更适于化学吸附，因为化学吸附为吸附质与吸附剂表面的化学作用，为单分子层吸附。BET 公式——多分子层吸附等温式，认为朗缪尔的假设①、②是成立的，但是第一层吸附分子还可以靠范德瓦耳斯力再吸附第二层、第三层分子，形成多分子吸附层。在各层之间存在着吸附和脱附的动态平衡。在一定温度下，测定不同相对压力时的气体在固体表面的吸附量后，基于开尔文的毛细管凝结理论及其公式，原则上便可以计算出固体精确的比表面积；基于布朗诺尔–埃米特–泰勒（BET）的多层吸附理论及其公式可计算出固体的比表面积。BET 方法计算比表面积 A_s 的公式为

$$A_s = (V_m/22414) N_a \sigma$$

式中，V_m 为单分子层体积（根据测得的吸附体积、相对压力等计算得出）；22414 为气体的摩尔体积；N_a 为阿伏伽德罗常量；σ 为每个吸附质分子所覆盖的面积，氮气分子一般为 $0.162nm^2$。

通常 BET 方法适于相对压力的范围为 $0.05 \sim 0.35$，因此，若只需要表面积结果，则只需要在此区域内测量几个（3～8 个足够）数据点。

许多实际吸附过程（如在微孔材料上的吸附）并不满足 BET 的基本假设，因此，BET 方法并非永远准确。与介孔和大孔材料的一样，通常采用氮气测量微孔材料的 BET 表面积，因此，微孔材料的 BET 表面积是吸附质分子排列为单分子层所覆盖的面积，它不包括所有的骨架内表面。而且要特别注意，由于微孔材料内部的超微孔存在，孔壁与吸附质之间的作用十分强烈，并且孔径与吸附质分子尺寸的比例太小，氮气分子直径约为 0.354nm，许多微孔材料的孔道容纳不下两

个分子，很难到达单分子层吸附，因此与 BET 的基本假设相距太远，故得出的 BET 表面结果并不可靠。

6.6.6　t-曲线

t-曲线就是以吸附层的统计厚度（t）为横坐标，吸附量为纵坐标表示的吸附曲线（图 6-25）[45]。吸附厚度 t 与比压的关系由具有相似组成或性质的致密材料（作为参比）测得或通过经验公式算出。对于大孔或无孔材料，t-曲线为一条通过坐标原点的直线；如有介孔存在，则对应于毛细管凝聚，t-曲线平缓后转向上升。对于所有材料，t-曲线的最后部分（t 较大）均为外表面吸附。因此，t-曲线方法可用来计算表面积，微孔和介孔体积。t-曲线方法是最好的计算微孔体积的方法。

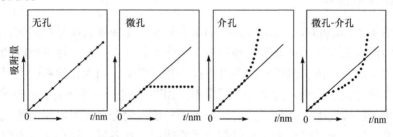

图 6-25　典型多孔材料的 t-曲线类型

6.6.7　氮气吸脱附分析在纳米材料研究中的应用

氮气吸脱附分析在纳米材料研究中用得最多的是计算材料的比表面积和确定材料的孔径分布情况。图 6-26 为球形多孔氮化钒和氧化镍纳米材料的吸脱附曲线和孔径分布曲线[46]。从它们的吸附等温线中可以看出，在低压区的吸附量很小，说明无论是 VN 材料还是 NiO_x 材料微孔对总孔容积的贡献是很少的。从 VN 电极的吸附等温线可以看出，VN 电极的吸附等温线属于Ⅳ型和 H1 型，是典型的介孔材料特性。在相对压力为（0.4～0.8）p/p_0 范围内，吸附量有明显的增加，并且到 0.99 p/p_0 时，吸脱附量都随相对压力的增大呈线性增大和减小，说明 VN 电极具有明显的介孔材料的特性，VN 存在丰富的介孔。VN 电极材料的比表面积为 120m^2/g，孔容积为 0.093cm^3/g。从 VN 电极材料的孔径分布曲线可以看出，该材料的孔径主要是 2～10nm 的介孔，此外也有少量 2nm 以下的微孔。孔径分布曲线表明这是一种介孔比较发达的材料，与吸附等温线反映的结果一致。而 NiO_x 材料的吸附等温线则为Ⅰ/Ⅱ型，NiO_x 材料的比表面积为 159m^2/g，总孔容积为 0.15cm^3/g，平均孔径为 7.0nm。从 NiO_x 材料的孔径分布曲线可以看出，NiO_x 材料存在两个范围的孔径，一是 2～50nm 的介孔，二是 50～100nm 的大孔。

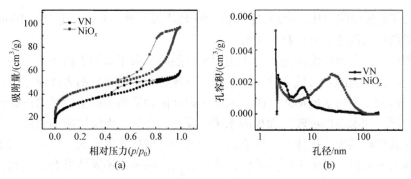

图 6-26 球形多孔氮化钒和氧化镍纳米材料的吸脱附曲线（a）和孔径分布曲线（b）

6.7 接触角测试分析仪

　　润湿是固体界面由固-气界面转变为固-液界面的现象。而润湿性（wettability）是指一种液体在一种固体表面铺展的能力或倾向性，当液体与固体发生接触时，液体附着（或不附着）在固体表面或渗透（或不渗透）到固体内部的现象，是固体表面的重要特征。例如，水滴在荷叶或狗尾草叶片表面呈滚珠状滑落，而在玻璃表面则铺展开来。润湿性现象不仅在自然界中影响各种动植物的生命活动，对人类的生产和生活也起着重要的作用，例如，喷洒的农药在叶片表面的分布、油漆的性能、矿物的泡沫浮选、采油、防水等都与润湿性有重要关系。

6.7.1 润湿性与接触角原理

　　影响固体表面润湿性的因素主要有两个：一个是表面自由能，另一个是表面微观结构。而接触角是表面润湿性的重要量度。表面能是指物质的表面具有表面张力 σ，在恒温恒压下可逆地增大表面积 dS，则需做功 $dA = \sigma \cdot dS$，因为所需的功等于物系自由能的增加，且这一增加是由物系的表面积增大所致，故称为表面自由能或表面能。由于物体表面积改变而引起的内能改变，单位面积的表面能的数值和表面张力相同，因此也将固体表面的自由能称为表面张力 γ_{sv}。表面能是创造物质表面时对分子间化学键破坏的度量。在固体物理理论中，表面原子比物质内部的原子具有更多的能量，因此，根据能量最低原理，原子会自发地趋于物质内部而不是表面。同时新形成的表面是非常不稳定的，它们通过表面原子重组和相互间的反应，或者对周围其他分子或原子的吸附，从而使表面能量降低。

　　一般来说，液体的表面张力（汞除外）都在 100N/m 以下，所以可以以此为界将固体的表面能（表面张力）分为以下两类。

　　（1）高表面能物质：具有较高的表面自由焓（能），几百至几千 mJ/m²，如金属及其氧化物、硫化物、无机盐等。

（2）低表面能物质：表面自由焓（能）较小或与液体相当，为 25～100mJ/m²，如一般的有机固体、有机高聚物等。

当水和较高表面能的光滑物体表面相接触时，由于水的表面张力（表面能）相对较小，根据能量最低原理，所组成的新体系中暴露在外的表面应尽量是具有较小表面能（张力）的物质，因此水在高表面能物质的表面上会尽量占据较多的外露表面，即水会形成较大面积的水膜；反之，在低表面能物质的表面，水会聚集成球滴状以减少占据体系中的表面，即水会形成球状的水滴。可见，对于光滑的固体表面来说，由于表面能不同，水会在其表面形成不同的形态，因此按其表面自由能的大小可以将固体物质表面分为亲水和疏水两大类，即高表面能的亲水表面和低表面能的疏水表面。

由于润湿性特征是由固体表面的化学组成及微观结构共同决定的，因此在光滑表面上液体的浸润性取决于固体表面和液体的表面能（表面张力）。由于表面能的数量级较小，表面自由能极难测量，因此如何量度液体在固体表面的润湿性能，即固体表面的亲疏水性？为此，可以采用接触角（contact angle）的方法来衡量润湿性能。接触角是指气、液、固三相交界处的气-液界面和固-液界面之间的夹角 θ，是润湿程度的重要量度，如图 6-27 所示。固体表面液滴的接触角是气、液、固界面之间表面张力平衡的结果，液滴的平衡使得体系的总能量趋于最小，因此液滴在固体表面上处于稳态（或亚稳态）。

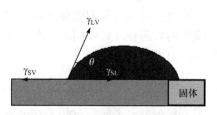

图 6-27　接触角示意图（在气、液、固三相交界处做气-液界面的切线，此切线和固-液交界线之间的夹角 θ，即为接触角）

可见，接触角 θ 的变化范围为 0°～180°，通常以 θ=90° 为界将液体对固体表面的润湿性划为两类：

（1）若 0<θ<90°，则固体是亲液的，即液体可润湿固体，角度越小，润湿性越好，亲液性越强；

（2）若 90°<θ<180°，则固体是疏液（或称憎液）的，即液体不润湿固体，容易在表面上移动，不能进入毛细孔或微小结构内，角度越大，润湿性越差，疏液性越强。

近年来也有学者提出亲疏水表面的接触角新界限约为 65°[47]，这实际上是扩大了疏水表面的范围。

接触角和表面能之间的关系可以通过 Young 方程来描述[48]

$$\gamma_{SV} = \gamma_{SL} + \gamma_{LV} \cos\theta \quad 或 \quad \cos\theta = \frac{\gamma_{SV} - \gamma_{SL}}{\gamma_{LV}} \tag{6-1}$$

式中，γ_{SV}、γ_{SL} 和 γ_{LV} 分别代表固-气、固-液和液-气界面的表面张力；θ 代表平衡接触角，又称为材料的本征接触角。Young 方程描述的是在光滑平坦的表面上液体和固体接触后表现出来的接触角，是研究固–液润湿作用的基础，是判断润湿性能的重要依据。

（1）当θ=0°时，液体完全润湿，液体在固体表面铺展；

（2）当θ<90°时，可以润湿固体，且θ越小，润湿性越好；

（3）当θ=90°时，是润湿与否的分界线；

（4）当θ>90°时，不润湿固体，θ越大，润湿性越差；

（5）当θ=180°时，完全不润湿，液体在固体表面凝聚成小球。

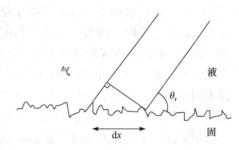

实际上，Young 方程是一个理想状态的方程，它适用于由均一物质所组成的各向同性的光滑平坦表面上表现的平衡接触角。而当液体处于粗糙固体的表面上时，液滴在固体表面的真实接触角基本是无法测量的，实验所测得的是其表观接触角θ_r，如图 6-28 所示。

图 6-28　液滴在粗糙表面的表观接触角

粗糙表面的表观接触角θ_r是不符合 Young 方程的，1936 年，Wenzel 通过热力学关系推导出和 Young 方程类似的关系式，即著名的 Wenzel 模型方程。Wenzel 假设液体始终能够填满粗糙表面的所有凹槽，如图 6-29 所示，在恒温、恒压的平衡状态下，界面接触线产生微小变化$\mathrm{d}x$，由此所导致的体系自由能的变化为

$$\mathrm{d}E = r(\gamma_{SL} - \gamma_{SV})\mathrm{d}x + \gamma_{LV}\mathrm{d}x\cos\theta_r \tag{6-2}$$

式中，$\mathrm{d}E$ 为界面微小移动$\mathrm{d}x$所需的能量。当平衡时$\mathrm{d}E$=0，因此可以得到

$$\cos\theta_r = r(\gamma_{SV} - \gamma_{SL})/\gamma_{LV} \tag{6-3}$$

将其和 Young 方程比较可得

$$\cos\theta_r = r\cos\theta \tag{6-4}$$

上式称为 Wenzel 方程。式中，θ_r是粗糙表面的表观接触角；r为粗糙度，定义为实际的固–液接触面积和固–液接触表观面积的比值，可见r≥1。

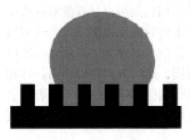

Wenzel 模型表明，粗糙表面使得实际上的固–液接触面积大于表观接触面积，粗糙表面的存在实际上增强了固体表面的亲（或疏）水性，表面粗糙度的增加会使亲水物质更加亲水，疏水物质更加疏水，即影响表面润湿性的另外一个因素是表面微结构。

（1）若本征接触角θ<90°，随着表面粗糙度r增大，则表观接触角θ_r越小，表面越亲水；

图 6-29　Wenzel 模型示意图

（2）若本征接触角 $\theta > 90°$，随着表面粗糙度 r 增大，则表观接触角 θ_r 越大，表面越疏水。

大量的实验表明[49,50]，即使在自然界中，人们现在可以得到的具有最低表面能的物质（如硅氧烷或氟化物等）的本征接触角最高也不超过 $120°$，对应表面能约为 $7mJ/m^2$。可见，表面粗糙度对于材料表面疏水性改变的重要性。

Wenzel 方程揭示了各向同性粗糙表面的表观接触角和本征接触角之间的关系，值得注意的是 Wenzel 模型适用于热力学稳定状态，如果粗糙固体表面组成并不均匀，液体在表面上展开时需要克服一系列起伏不同造成的势垒，当液体振动能小于这个势垒时，液滴就不能到达模型所需的平衡状态而处于某种亚稳定平衡态。例如，液滴和粗糙固体表观接触面处既有固–液相又有固–气相，此时 Wenzel 方程就不适用了。Cassie 和 Baxter[51]在 Wenzel 理论的基础上提出了将非均匀的粗糙表面假设为一个复合表面，液滴在其上的接触是复合接触。假设粗糙固体表面由两种物质组成，两种物质都以极小的面积均匀地分布在固体表面上，且每一个小面积均远小于液滴和固体接触的表观面积。两种物质的本征接触角分别为 θ_1 和 θ_2，在单位面积上所占的比例分别为 f_1 和 f_2，可见 $f_1 + f_2 = 1$，所以当液滴和固体表面接触时，表观接触面积上两种物质的面积比为 $f_1 : f_2$。在恒温、恒压的平衡态下，界面接触线产生微小变化 dx，由此所导致的体系自由能的变化为

$$dE = f_1(\gamma_{SL} - \gamma_{SV})_1 dx + f_2(\gamma_{SL} - \gamma_{SV})_2 dx + \gamma_{LV} dx \cos\theta_r \qquad (6\text{-}5)$$

式中，θ_r 是粗糙表面的表观接触角，当 $dE = 0$ 平衡时，有

$$f_1(\gamma_{SV} - \gamma_{SL})_1 + f_2(\gamma_{SV} - \gamma_{SL})_2 = \gamma_{LV} \cos\theta_r \qquad (6\text{-}6)$$

和 Young 方程比较可得

$$f_1 \cos\theta_1 + f_2 \cos\theta_2 = \cos\theta_r \qquad (6\text{-}7)$$

上式称为 Cassie-Baxter 方程，简称 C-B 方程。式中，θ_1 和 θ_2 分别是液滴在两种物质表面的本征接触角；f_1 和 f_2 分别是两种物质在液滴表观面积下所占的比例（$f_1 + f_2 = 1$）。

C-B 方程典型的应用就是可以计算能够截留空气的多孔粗糙表面上水滴的表观接触角，当表面物质为疏水性物质时，在疏水表面上的液滴并不能填满粗糙固体表面的凹槽，此时液滴接触面由固体和空气组成，液滴下面有截留的空气垫，于是表观上的固–液界面其实是由固–液和气–液界面共同组成的，如图 6-30 所示。

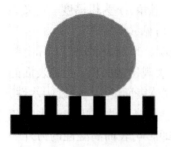

图6-30 C-B模型示意图

此时，$f_1 : f_2$ 为液滴表观接触面下固体物质和截留气体的投影面积之比

（$f_1 + f_2 = 1$），已知空气对水的接触角为 180°，此时的 C-B 方程为

$$f_1 \cos\theta_1 - f_2 = \cos\theta_r \quad \text{或} \quad f_1(\cos\theta_1 + 1) - 1 = \cos\theta_r \quad （6\text{-}8）$$

可见，如果已知某种物质在光滑、平坦表面对水的本征接触角，就可以得出其粗糙表面的表观接触角。

6.7.2　接触角测试分析仪的原理和组成

接触角现有测试方法通常有：基于外形图像分析的座滴法和基于力分析的动态渗透压力的 Washburn 法，以及板液膜拉开的 Wilhelmy 法。后两者主要是基于渗透压力和液膜表面张力的测量来计算接触角。目前应用最广泛，测值最直接、准确的是基于外形图像分析的座滴法。外形图像分析法使用环境远高于其他的力测量法，可以容易地测得各种外形样品的接触角值。而力测量法接触角测试仪对于材质的均匀度以及平整性均有较高的要求。外形图像分析法接触角测试的缺点主要是人为误差较大及动态接触角测量的重复性较差。

外形图像分析法的原理为：将液滴滴于固体样品表面，通过显微镜头与相机获得液滴的外形图像，再运用数字图像处理和一些算法将图像中的液滴的接触角计算出来。

计算接触角的方法通常基于特定的数学模型，如液滴可被视为球或圆锥的一部分，然后通过测量特定的参数（如高、宽）或通过直接拟合来计算得出接触角值。例如，Young-Laplace 方程描述了一个封闭界面的内、外压力差与界面的曲率和界面张力的关系，可用来准确地描述一个轴对称的液滴的外形轮廓，从而计算出其接触角。需要注意的是：对于超疏水物质界面，水滴通常会汇聚成球形，此时的水滴由于受到重力的作用会在接触面（点）的两侧出现明显的下坠，使水滴形状偏离球形或锥形，从而导致计算和测量出现较大偏差，因此测量时，水滴的体积不宜过大（通常不超过 5μL），以减少重力对水滴形状的影响。

通常的光学视频接触角测试分析仪（以 Kruss DSA 系列为例，如图 6-31 所示）主要由高精度光学成像系统、高精度注射进液系统、全自动可调节样品台及分析软件系统组成。

6.7.2.1　光学成像系统

光学成像系统是接触角测试分析仪的重要组成部分，是整个仪器的核心元件，主要由工业级 CCD 相机、连续可变焦镜头和背光系统组成。工业级相机需要保证高速率的图像采集以及高分辨率；可变焦镜头可以放大较小液滴的图形；背光系统一般需要采用 LED 冷光源，防止发热使液滴蒸发，从而获得高质量的图像，以便分析测量。

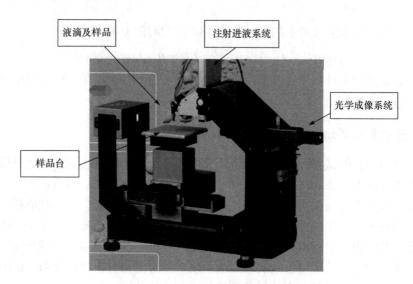

图 6-31 光学视频接触角测试分析仪

6.7.2.2 注射进液系统

液滴由于受到重力的作用会在接触面（点）的两侧出现明显的下坠使水滴形状偏离球形或锥形，从而导致计算和测量出现较大偏差，因此测量时，水滴的体积不宜过大。一般的仪器进液可以采用手动微量进样器或者由软件控制的注射泵/蠕动泵进样器。动态接触角测试，特别是前进/后退角测试中，需要采用注射泵技术或蠕动泵技术，才可以形成平衡的进液与吸液。如果采用微量进样器，测动态接触角时会很困难，主要体现为进液不稳定和手的抖动影响液体的进与吸。另外，注液使用的针头一般采用特殊涂氟材质，以减少黏附力，便于液（水）滴的下落。

6.7.2.3 样品台

样品台的主要作用是承载固定被测试样品。样品台的要求：一是平整，二是在某些动态接触角测量时，可以在一定范围内进行 x、y、z 三轴精确定位和移动，以方便成像和动态接触角的测量，如图 6-32 所示。

6.7.2.4 软件系统

基于外形图像分析法的接触角测试分析仪的最核心技术是软件分析功能，不仅包括接触角计算功能，还包括接触角的应用功能，如表面自由能估算、其他特殊应用等。目前，接触角的计算方法主要有：$\theta/2$ 法（又称量高法）、切线法（量角法）、圆拟合法、Spline 曲线拟合法以及 Young-Laplace 方程法等。其中，前两种方法由于精度差，已逐渐被淘汰；Young-Laplace 方程法主要适用于大液滴；

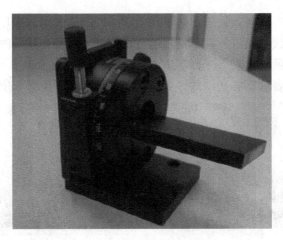

图 6-32 可调节的样品台

Spline 曲线拟合法较适用于动态接触角的测量。一般来说，国产仪器大多使用前两种方法，而进口高端仪器多使用单圆拟合法。

6.7.3 接触角测试分析仪的应用

纳米材料表面最重要的特性是其润湿性的变化，接触角测试分析仪不仅可用于常见的材料表面性能的表征，而且在石油工业、浮选工业、医药材料、芯片产业、低表面能无毒防污材料、油墨、化妆品、农药、印染、造纸、织物整理、洗涤剂、喷涂、污水处理等领域有着重要的应用。

理论上有意义的接触角的范围是 0°～180°。接触角为 0°时表示液体在固体表面完全铺展开，直到形成一单分子薄层。接触角为 0°～30°表示液体对固体表面有很好的润湿性，能较好地铺展开，这一范围对许多工艺过程都是很重要的，如油漆、涂料、清洗、黏结等。接触角为 30°～90°表示液体对固体表面有一定的润湿性，而当接触角大于 90°时，液体对固体表面已不呈现润湿性；当这一角度增加到 130°～140°时，液体开始呈现对固体表面的排斥性。当接触角增加到 150°以上时，液滴其实只是"坐"在表面上，对固体表面呈现高度的排斥性。水滴在荷花叶面上的现象就属于这种情况，当接触角大到约 170°，被称为"荷花效应"（lotus effect），这类表面也常被称为超疏水表面（superhydrophobic surface），水滴呈球形且极易在其表面上滚动滑落从而将灰尘等污物带走，具有自清洁效应（self-cleaning），是当前研究的热点。

（1）简单几何算法：切线法（量角法）和 $\theta/2$ 法（量高法）测量接触角。

切线法（量角法）采用一条倾斜直线并判断其是否相切于液滴轮廓的方式分析接触角值，而 $\theta/2$ 法（量高法）则假设液滴轮廓符合一个圆弧曲线，即假设液滴为球冠的一部分。因而，量高法有时也被称为小球冠法。此时，通过圆弧的宽与高,并采用反三角函数计算出接触角值。一般的测量可以采用量高法和量角法对普通范围内的接触角进行简单定性的分析测试,测量接触角时应注意保持样品台的水平,防止液滴左右不平衡造成测量误差。图 6-33(a)、(b)分别为量高法和量角法测量的普通接触角照片,可见其测量范围和精度都一般。

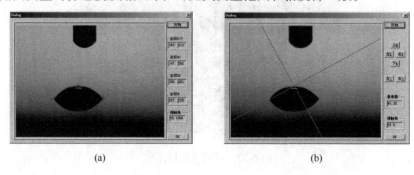

(a)   (b)

图 6-33   量高法(a)和量角法(b)测量接触角

本方法的优势为:测试不需要复杂的仪器,人眼观测即可;采用软件全自动测试时,速度快。

本方法的缺陷主要有:测量误差大,重复性不好,精度不高,量角法通常为2°甚至更高,量高法时为 1°左右;受人为因素影响较大,特别是量角法,每个人的判断依据均不同,因而无法形成一个可接受的共识结果,而量高法在像素的选择时,因判断像素点少,精度很难达到很高;受液滴体积的影响。因其小球冠的前提假设,大液滴明显存在重力影响,测量结果存在偏差。

(2)复杂的高数算法:圆拟合、椭圆拟合等方程拟合法以及 Spline 曲线拟合法等。

拍摄液滴轮廓图像,采用图像识别技术拟合图像的边缘(如 Canny 算子),提取边缘曲线的坐标,将坐标曲线与曲线方程进行最小二乘拟合,从而得到最终的曲线方程。得到曲线方程后,在接触的两端点处求导进而得到接触角值。图 6-34为 Kruss 接触角测试分析仪采用单圆拟合法测量图像。

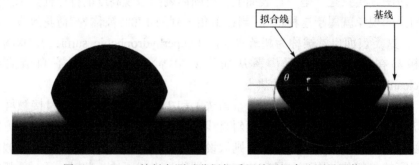

图 6-34   Kruss 接触角测试分析仪采用单圆拟合法测量图像

本系列算法的特征在于用曲线算法计算一个曲线的切线角值。因其缺少界面化学相关算法的支撑，其测量值仅是计算得出液滴轮廓的表象角度值，即该轮廓的几何意义上的角度值而并非真实的固-液-气或固-液-液三相体系的本征接触角值。事实上，因重力、浮力、化学多样性、异构性的存在，接触角体系非常复杂。

（3）Young-Laplace 方程拟合法。

本算法将 Young-Laplace 方程引入接触角及界面张力（表面张力）的测试过程中，从而综合考虑了重力、浮力、界面张力等各个因素的影响，也更真实地表征了固-液-气或固-液-液三相体系的界面化学现象。相较于其他类别的算法，其测量值精度、重复性均比较高。具体为：拍摄液滴轮廓图像，采用图像识别技术提取图像边缘并得到坐标点，用坐标点拟合 Young-Laplace 方程并得到表面张力值、体积值、表面积值以及接触角值等参数。

本方法的优点：可以修正重力、浮力对接触角测量值的影响，不受液滴体积的影响，精度高，重复性好；可以用于超疏水材料的接触角值，特别是针对大于80°以上的接触角测量值，拟合度非常高；可以真实反映固-液-气或固-液-液三相体系的接触角值。对于如图 6-35 所示的 PDMS 微纳仿生材料所呈现的超疏水表面，通常采用单圆拟合法测量，可以尽可能保证测量的精度。本方法的缺点主要是对于小接触角值，如低于 3°以下，因采用的拟合边缘不够，精度一般。

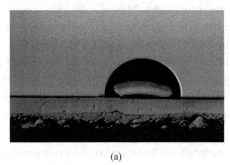 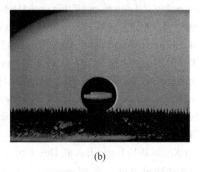

(a)   (b)

图 6-35   PDMS 微纳仿生材料平面结构（a）和微纳结构（b）接触角照片

参 考 文 献

[1] 王中林. 纳米材料表征[M]. 北京: 化学工业出版社, 2005: 31-38.

[2] Journet C, MaserW K, Bernier P, et al. Large-scale production of single-walled carbon nanotubes by the electric-arc technique[J]. Nature, 1997, 388(6644): 756-758.

[3] Mickelson E T, Huffman C B, Rinzler A G, et al. Fluorination of single-wall carbon nanotubes[J]. Chemical Physics Letters, 1998, 296(1-2): 188-194.

[4] Ding L, Stilwell J, Zhang T, et al. Molecular characterization of the cytotoxic mechanism of multiwall carbon nanotubes and nano-onions on human skin fibroblast[J]. Nano Letters, 2005, 5(12): 2448-2464.

[5] Jiang L H, Georgieva D, Zandbergen H W, et al. Unit-cell determination from randomly oriented

96 | 纳米效应与生物功能材料

electron-diffraction patterns[J]. Acta Crystallographica, 2009, 65(8): 2448-2464.

[6] Gao Z H, Zhang H, Cao G P, et al. Spherical porous VN and NiO_x as electrode materials for asymmetric supercapacitor[J]. Electrochimica Acta, 2013, 87(1): 375-380.

[7] Suvorova E I, Buffat P A. Size effect in X-ray and electron diffraction patterns from hydroxyapatite particles[J]. Crystallography Reports, 2001, 46(5): 722-729.

[8] Zhao P, Wang J, Chen G, et al. Hydrothermal synthesis of PbS hollow spheres with single crystal-like electron diffraction patterns[J]. Journal of Nanoscience and Nanotechnology, 2008, 8(1): 379-385.

[9] 朱永法. 纳米材料的表征与测试技术[M]. 北京: 化学工业出版社, 2006: 59-62.

[10] 施明哲. 扫描电镜和能谱仪的原理与实用分析技术[M]. 北京: 电子工业出版社, 2015.

[11] 周玉, 武高辉. 材料分析测试技术[M]. 哈尔滨: 哈尔滨工业大学出版社, 2007.

[12] Gao J, Wang Y, Du Y J, et al. Construction of biocatalytic colloidosome using lipase-containing dendritic mesoporous silica nanospheres for enhanced enzyme catalysis[J]. Journal of Chemical Engineering Journal, 2017, 317(1): 175-186.

[13] Marie M, Manasreh O. Investigation of the influence of the As-grown ZnO nanorods and applied potentials on an electrochemical sensor for in-vitro glucose monitoring[J]. Chemosensors, 2017, 5(1): 4.

[14] Ra E J, An K H, Kim K K, et al. Anisotropic electrical conductivity of MWCNT/PAN nanofiber paper[J]. Chemical Physics Letters, 2005, 413(1): 188-193.

[15] Kunwar S, Sui M, Zhang Q Z, et al. Various silver nanostructures on sapphire using plasmon self assembly and dewetting of thin films[J]. Nano-Micro Letters, 2017, 9(2): 17-23.

[16] Sun P, Hu M, Li M D, et al. Microstructure, electrical and gas sensing properties of meso-porous silicon and macro-porous silicon[J]. Acta Physico-Chimica Sinica, 2012, 28(2): 489-493.

[17] Tao Y, Kong D B, Zhang C, et al. Monolithic carbons with spheroidal and hierarchical pores produced by the linkage of functionalized graphene sheets[J]. Carbon, 2014, 69(2): 169-177.

[18] Sun Y M, Hu X L, Yu J C, et al. Morphosynthesis of a hierarchical MoO_2 nanoarchitecture as a binder-free anode for lithium-ion batteries[J]. Energy and Environmental Science, 2011, 4(8): 2870-2877.

[19] Du X, Shi B Y, Liang J, et al. Developing functionalized dendrimer-like silica nanoparticles with hierarchical pores as advanced delivery nanocarriers[J]. Advance Materials, 2013, 25(41): 5981-5988.

[20] Chen L M, Luo L B, Chen Z H, et al. ZnO/Au composite nanoarrays as substrates for surface-enhanced Raman scattering detection[J]. Journal of Physical Chemistry C, 2010, 114(1): 93-100.

[21] Zhang H, Cao G P, Wang Z Y, et al. Tube-covering-tube nanostructured polyaniline/carbon nanotube array composite electrode with high capacitance and superior rate performance as well as good cycling stability[J]. Electrochemistry Communications, 2008, 10(7): 1056-1059.

[22] Yang Q, Lu Z Y, Liu J F, et al. Metal oxide and hydroxide nanoarrays: Hydrothermal synthesis and applications as supercapacitors and nanocatalysts[J]. Progress in Natural Science: Materials International, 2013, 23(4): 351-366.

[23] Zhang H, Cao G P, Wang Z Y, et al. Growth of manganese oxide nanoflowers on vertically-aligned

carbon nanotube arrays for high-rate electrochemical capacitive energy storage[J]. Nano Letters, 2008, 8(9): 2664-2668.

[24] Génio L, Kiel S, Cunha M R, et al. Shell microstructures of mussels (Bivalvia: Mytilidae: Bathymodiolinae) from deep-sea chemosynthetic sites: Do they have a phylogenetic significance?[J]. Deep-Sea Research I, 2012, 64(3): 86-103.

[25] 高兆辉. 电化学电容器钒基化合物负极材料的研究[D]. 北京: 中国矿业大学, 2013.

[26] 朱永法. 纳米材料的表征与测量技术[M]. 北京: 化学工业出版社, 2006: 98-103.

[27] 李翔. 关于扫描隧道显微镜系统的研究[D]. 南京: 南京邮电大学, 2016.

[28] 黄惠忠. 纳米材料分析[M]. 北京: 化学工业出版社, 2003: 9-12.

[29] 徐丹, 殷俊, 孙昊桦, 等. 铜箔上生长的六角氮化硼薄膜的扫描隧道显微镜研究[J]. 物理学报, 2016, 65(11): 197-204.

[30] 庞宗强, 张悦, 戎舟, 等. 利用扫描隧道显微镜研究水分子在 Cu(110)表面的吸附与分解[J]. 物理学报, 2016, 65(22): 270-274.

[31] 孙铭, 洪玮, 疏静. 利用原子力显微镜探针的扫帚机理制备胶原蛋白纳米纤维阵列[J]. 分析化学, 2016, 44(10): 1471-1476.

[32] 高警蔚, 韩东. 肿瘤细胞的原子力显微术成像及表征研究[J]. 影像科学与光化学, 2016, 34(3): 233-244.

[33] Wang L N, Hu L Z, Zhang H Q, et al. Effect of substrate temperature on the structural and Raman properties of Ag-doped ZnO films[J]. Chinese Physics Letter, 2012, 29(1): 017302-017379.

[34] Gao Z H, Zhang H, Cao G P, et al. Spherical porous VN and NiO_x as electrode materials for asymmetric supercapacitor[J]. Electrochimica Acta, 2013, 87(1): 375-380.

[35] 谷亦杰, 宫声凯. 材料分析检测技术[M]. 长沙: 中南大学出版社, 2009.

[36] 周玉, 武高辉. 材料分析测试技术[M]. 哈尔滨: 哈尔滨工业大学出版社, 2007.

[37] 徐勇, 范小红. X 射线衍射测试分析基础教程[M]. 北京: 化学工业出版社, 2014.

[38] 朱永法. 纳米材料的表征与测试技术[M]. 北京: 化学工业出版社, 2006: 129-131.

[39] 刘密新. 仪器分析[M]. 北京: 清华大学出版社, 2012.

[40] 吴刚. 材料结构表征及应用[M]. 北京: 化学工业出版社, 2004.

[41] Kruk M, Jaroniec M.Gas adsorption characterization of ordered organic-inorganic nanocomposite materials[J]. Chemistry Materials, 2001, 13(10): 3169-3183.

[42] 徐如人, 庞文琴, 于吉红, 等. 分子筛与多孔材料化学[M]. 北京: 科学出版社, 2004: 145-148.

[43] Floquet N, Coulomb J P, Weber G, et al. Structural signatures of type Ⅳ isotherm steps: Sorption of trichloroethene, tetrachloroethene, and benzene in silicalite-Ⅰ[J]. Journal of Physical Chemistry B, 2003, 107(3): 685-693.

[44] Visakh P M, Martinez M J. Nanomaterials and Nanocomposites: Zero-to Three-Dimensional Materials and Their Composites[M]. Weinheim:Wiley-VCH, 2016: 223-240.

[45] Lowell S, Shields J E. Powder Surface Area and Porosity[M]. New York: Chapman and Hall, 1991.

[46] Gao Z H, Zhang H, Cao G P, et al. Spherical porous VN and NiO_x as electrode materials for asymmetric supercapacitor[J]. Electrochimica Acta, 2013, 87(1): 375-380.

[47] Erwin A V. Structure and reactivity of water at biomaterial surfaces[J]. Advances in Colloid and

Interface Science, 1998, 74(1-3): 69-117.

[48] Thomas Y. The bakerian lecture: Experiments and calculations relative to physical optics[J]. Philosophical Transactions of the Royal Society of London, 1804, 94(1804): 1-16.

[49] Wenzel R N. Resistance of solid surfaces to wetting by water[J]. Ind. Eng. Chem., 1935, 28(8): 988-994.

[50] Nishino T, Meguro M, Nakamae K, et al. The lowest surface free energy based on-CF$_3$ alignment[J]. Langmuir, 1999, 15(13): 4321-4323.

[51] Cassie A B D, Baxter S. Wettability of porous surfaces[J]. Transactions of the Faraday Society, 1944, 40(1): 546-548.

7

纳米生物功能材料

7.1 自然界中的纳米功能材料

自然通过数千万年进化出来的生物体有着人们无法想象的复杂性，其中很多生物体特殊的功能都源于其多尺度的微纳米结构。更加神奇的是，不仅生物体所用的材料尺度是微观的，而且生物体还对这些有机、无机材料进行微观尺度上的有序组装，使得整体显示出一种微观尺度上的高度有序性。进一步的研究发现，生物体采用这些组装结构使得材料的性质与普通宏观材料显示出极大的不同，生物体中特殊的微纳米结构可以赋予生命体特殊的功能和特性，生物体在进化过程中诸多特性已经达到了近乎完美的程度，远远优于人类的设计。这些近乎完美的结构功能不仅使其适于在自然界中生存，也为材料科学的发展和进步提供了启示。模仿生物体独特功能的某一方面，通过选择合适的材料仿生构筑微纳米结构，实现其宏观性质，可以达到模仿自然、超越自然的目的。

7.1.1 高机械强度的天然生物矿化材料

在材料的机械性能方面，微观尺度的组装能够极大地提升特定材料的机械性能。典型的例子是生命系统参与合成的生物陶瓷和生物高分子复合材料——生物矿化材料。与普通天然及合成材料相比，生物矿化材料具有特殊的高级结构和组装方式，有很多近乎完美的性质，如极高的强度、非常好的断裂韧性和耐磨性等。通过对贝壳、牙齿、骨骼等的研究发现，这些生物体中最坚硬的部分，其主要组成为各种无机矿物质，如碳酸钙、二氧化硅、羟基磷灰石等。尤其是碳酸钙，其被大量用作无脊椎动物的保护部分，如贝壳、甲壳等。碳酸钙在我们的建筑上随处可见，但其本身的强度和硬度是有限的，不足以抵抗外界很大压力。然而，生物体却创造性地使用了有机、无机杂化的方法，并通过微观尺度上的组装，增强了其机械性能，使得这种矿物质能够满足生物体保护自身的作用。如软体动物贝壳，其95%以上成分为碳酸钙的两种最稳定晶型之一：方解石或文石。这些碳酸钙以一定的方式组织起来，尤其是珍珠质部分，这部分材料呈一种有序的堆叠结构。另外，5%是一种柔韧性很好的生物高聚物。这种结构与建筑上常用的砖泥结构相类似，以碳酸钙晶体（多为文石）单元为"砖"，以有机体（如蛋白质等）为"泥"，使用层层堆砌的方式，如图 7-1 所示。这种结构不仅比普通碳酸钙矿物有着更高的强度和硬度，而且断裂韧性比单相碳酸钙高 3000 倍，可以很好地分散外界的压力，从而起到保护和支撑生物体的作用[1-3]。

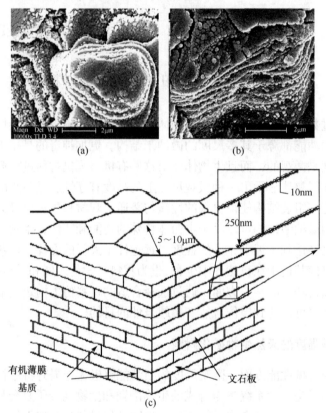

图 7-1　鲍鱼壳表面 SEM 图（a）、（b）及珍珠层的层状堆积结构示意（c）

　　人们在了解和掌握生物矿化材料的结构和功能后，就可以仿生构建高机械强度的生物陶瓷和生物高分子复合材料。将生物矿化的机制引入无机材料合成，以有机组装体为模板，去控制无机物的形成，制备具有独特显微结构特点的材料，使材料具有优异的物理和化学性能。

　　此外，一些生物体中的含铁矿物（如磁铁矿）具有特殊的功能[4]。如许多候鸟、鱼类和海龟等动物能够利用地磁场定向导航和游移；趋磁细菌中有序排列的单磁畴大小的氧化铁可作为流动识别方向之用；金枪鱼、鲤鱼头部的氧化铁有导航生物磁罗盘的功能。

7.1.2　具有热绝缘功能的北极熊的毛

北极熊的体色从外表看是白色的，而实际上它的皮肤是黑绿色的[5]。北极熊的毛在电子显微镜下观察是一根根空心细管，并且这些细管的直径从毛的尖端到根部逐渐增大，如图 7-2 所示。由于细管内表面较粗糙，容易产生光的漫反射，所以北极熊的毛看起来是白色的。这种微结构使得北极熊的皮毛具有极好的红外线吸收能力，具有绝好的保温、绝热功能，从而使北极熊能够长期生活于严寒环境。人们利用自然光给北极熊拍照可以得到十分清晰的图像，而利用红外线拍照时，除面部外在照片上几乎看不到它们的外形，如图 7-3 所示[6]。与北极熊毛类似，很多鸟类的羽毛也具有极为精细的多通道和多空腔的管状结构。这种复杂精巧的结构，能够在保持足够机械强度的前提下极大地减轻羽毛的重量同时又能保温。

可以设想，仿照北极熊毛等微结构，制备成保温的人造中空纤维，可以大大提高太阳能的利用率。

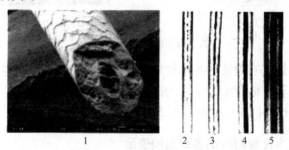

图 7-2　北极熊毛的微观结构
1. 北极熊毛的横断面照片；2~5. 毛的尖部到根部的纵向照片

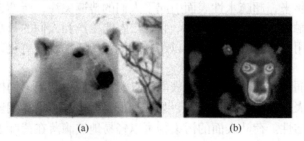

(a)　　　　　　　　(b)

图 7-3　北极熊在自然光（a）和红外线（b）下的成像

7.1.3　天然光子晶体——蝴蝶的翅膀

光子晶体是一种介电常数周期性变化排布的材料。称之为"晶体"，是因为它是由某一基本单元按一定周期规律排列组成的有序结构；前面加上"光子"，是由于它可以像半导体对电子那样控制光子的传播。光子晶体能够调制其中光子的状

态模式，调制的波长与介电常数排布的周期相当。正如普通意义上的半导体晶体
具有电子能带和能隙那样，光子晶体也具有光子能带及能隙。光子的状态模式还
与在光子晶体中的传播方向有关，导致在某些方向上禁止传播某些能量的光子，
在光带结构图中产生方向带隙。若在不同方向上的带隙重叠，将产生完全光带隙。

　　在自然界中存在少量的珍贵的光子晶体，如蛋白石（亦称欧帕，opal）、宝石、
蝴蝶的翅膀、孔雀的羽毛、海鼠的毛等[7-10]。它们的绚丽缤纷颜色，不是由色素
引起的，而是由介电常数周期性排布产生的，故称为结构色，如图 7-4 所示。

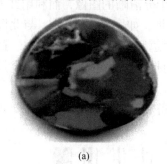
(a)

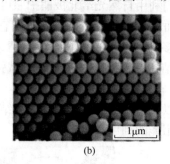
1μm
(b)

图 7-4　蛋白石（a）及其扫描电镜图（b）

　　由于光子晶体具有独特的光学性质，能够控制光在其中的传播，使其在制作
高性能光电器件等方面有十分重要的应用价值。1999 年 12 月 17 日，美国《科学》
杂志将其列为 1999 年的十大科学进展之一。

7.1.4　具有超疏水性能的微纳多级结构表面

　　浸润性是固体表面的重要特征之一，是由表面的化学组成和微观几何结构共
同决定的。近年来，超疏水性表面引起了人们的普遍关注，所谓超疏水表面一般
是指与水的接触角大于 150°的表面，它在工农业生产和人们的日常生活中都有着
极其广阔的应用前景，例如，它可以用来防雪、防污染、抗氧化以及防止电流传
导等。

　　在表面浸润性方面，许多植物表面的自清洁效应引起了人们极大的兴趣，其
中最典型的代表是荷叶的自清洁性，某些昆虫（如蝉、蜻蜓和蝴蝶等）的翅膀表
面也具有自清洁性。荷叶表面的污染物可以轻易地被滴落在荷叶表面的水滴带走
而不留下痕迹，因此植物叶片表面的超疏水性又被称为"荷叶效应"。Barthlott[11]
和 Neinhuis[12]通过观察，认为荷叶自清洁特性主要是由于其粗糙叶面上的微小乳
突以及表面疏水的蜡状物质的存在引起的[11,13]，这些微结构由众多高约几十微米
的乳突所组成，每个微米级的乳突又由许多纳米级的小突起构成（图 7-5（a））。
江雷研究组[14]认为这种微米与纳米相复合的分级结构是荷叶表面具有超疏水
性的根本原因，单纯的微米或纳米结构虽然可以诱导表面产生超疏水性，但是

水滴在表面却不易滚动；只有微米与纳米相复合的分级结构才能同时得到具有较大接触角和较小滚动角的自清洁表面。通常荷叶表面的水接触角大于 150°（图 7-5（b）），水珠在其上可以自由滚动。印度水芹（Indian cress）等植物表面也具有类似的微纳结构[14]。

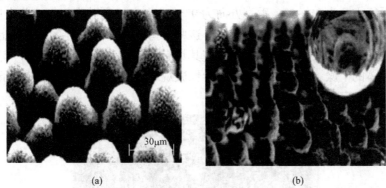

图 7-5　荷叶效应
（a）荷叶表面微结构形貌；（b）滚落在荷叶表面的水滴

　　除荷叶等植物的乳突结构外，羽衣草（*Alchemilla vulgaris*）叶的表面所覆盖的绒毛也可以使水滴轻易地滚落[15]。羽衣草的表面实现疏水的方式并不是单纯地利用表面粗糙结构，而是利用绒毛的弯曲聚集弹性势能。当水滴滴于羽衣草叶表时，由于表面张力的作用，绒毛会趋向聚集成束进而形成弯曲。此时，水和空气的界面就会被绒毛所固定，阻止水滴向下润湿表面（图 7-6）。但是依靠这种方式形成的超疏水结构并不稳定，仅是一种动力学的稳定态。由于绒毛本身具有亲水性并且非常柔软，在水的压力较大时依然会润湿植物表面。

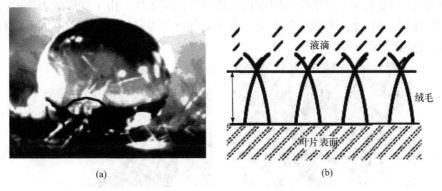

图 7-6　具有弹性效应的绒毛结构
（a）绒毛结构表面的水滴形貌；（b）绒毛结构与气-液间相互作用示意图

　　水滴可以在荷叶表面的各个方向任意滚动，然而在水稻叶表面存在着滚动的各向异性，这一现象被认为是表面微米结构乳突的各向异性排列影响了水滴的运动造成的。水稻叶表面具有类似于荷叶表面的微米与纳米相结合的分级结构，如图 7-7 所示[10]。但是，在水稻叶表面，乳突沿平行于叶边缘的方向呈有序排列，而沿着垂直方向呈无序任意排列，导致水滴在这两个方向的滚动角值也不相同，其中沿平行方向为 3°～5°，垂直方向为 9°～15°。与水稻叶类似，一些水鸟、鹅、鸭等的羽毛表面具有滚动的各向异性。这些水鸟、鹅、鸭的羽毛防水功能归因于排列整齐的微纳米尺寸的条形结构，使其具有良好的疏水性和透气性，得以在水中保持身体的干燥。同时，这种各向异性微观结构可以使水滴易于顺着条带向外侧滚离，具有定向排水功能。

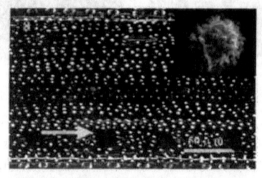

图 7-7　水稻叶表面有序排列的乳突结构

　　蝴蝶翅膀由于其表面结构的特殊性，近年来成为研究热点。蝴蝶翅膀表面布满无数个小鳞片，鳞片像瓦片一样交叠排列[16]，如图 7-8 所示。每个鳞片上有一排排纵向的嵴，嵴间具有横向隔断，将鳞片隔成一个个纳米级的凹坑。蝴蝶翅膀表面鳞片的微米和纳米结构协同作用形成较强的疏水性。由于蝴蝶的表面鳞片具有明显的各向异性，蝴蝶翅膀表面具有各向异性的浸润性，即沿着不同方向存在不同的接触角和滚动角。

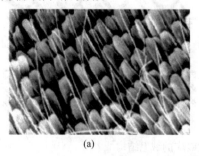
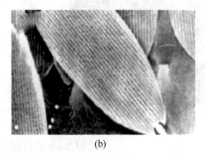

(a)　　　　　　　　　　　　　　　(b)

图 7-8　蝴蝶翅膀表面的微结构

研究发现, 蝉翼不仅透明轻薄, 而且其表面有非常好的超疏水性和自清洁性, 可以使蝉保持良好的飞行能力。蝉翼表面由纳米柱状结构组成, 具有六角形密排有序阵列结构[17], 如图 7-9 所示。正是这些规则排列纳米突起所构建的粗糙度使蝉翼表面稳定吸附了一层空气膜, 致使其具有超疏水的性质, 从而确保了自清洁功能。蝉翼表面不会被雨水、露水以及空气中的尘埃所黏附, 保证了蝉飞行时的受力平衡和飞行安全。此外, 这种六角形密排结构还具有减反射的功能, 帮助蝉类抵御天敌, 得到保护。

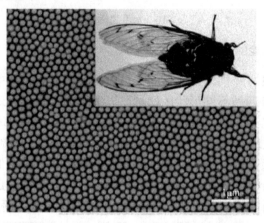

图 7-9　蝉翼表面微结构

一些昆虫的复眼结构也具有减反射功能。研究发现, 飞蛾、蚊子等昆虫的复眼也由六角形排列有序的纳米结构阵列构成, 这个阵列被认为是角膜表面的同质透明层, 每一个纳米结构突起是一个减反射单元。飞蛾眼睛的纳米突起结构所产生的低反光性, 使其看起来异常黑, 即使在夜间飞行也不易被敌人察觉。此外, 昆虫复眼的表面结构还使得这些昆虫复眼具有减反射的功能同时具有优异的超疏水性, 从而具有很好的防雾能力。

水黾能够在水面上行走,是由于其腿部数千根同向排列的多层微米尺寸刚毛, 这些刚毛表面还存在着螺旋状的纳米尺度的沟槽结构[10], 如图 7-10 所示。吸附在沟槽中的气泡形成气垫, 从而使水黾能够在水面上自由地站立和行走。此外, 水黾的腿能排开 300 倍于自身体积的水量, 即水黾的一条腿产生的浮力能在水面上支撑起 15 倍于自身的重量, 使得其在水中行动自如。这一发现, 不仅可以用于新型防水纺织品的研发, 而且有助于设计出新型水上交通工具。

生物体表面的一种微观结构可能赋予其一种或多种功能, 为设计和开发更多的仿生功能材料提供了重要的理论和实践依据。

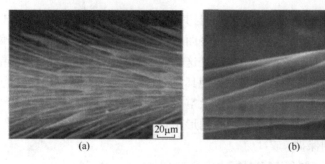

(a)　　　　　　　　　　　　(b)

图 7-10　水黾腿微结构

7.1.5　具有脱附功能的臭蜣螂的表面结构

臭蜣螂体表具有极强的脱附功能，可以使其在推粪过程中体表不被黏附。臭蜣螂体表分布有四种不同形状的凹坑。以臭蜣螂用来推粪球的头部唇基为例（图 7-11），其凹坑深为 16～30μm，长 50～100μm[18]。臭蜣螂非光滑表面的脱附机制在于它能有效地减少土壤黏附表面，使凹坑充满空气，限制连续水膜的形成，降低界面的空气负压。此外，土壤动物体表最外层是一种类似树脂或油漆的蜡质材料，具有很强的疏水性能，使水在土壤动物体表上的接触角大于 90°。臭蜣螂体表的疏水材料与体表非光滑表面的综合作用是其防黏脱附的根本原因[19]。

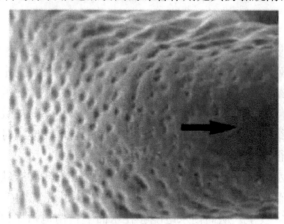

图 7-11　臭蜣螂头部表面的凹坑状结构

任露泉等[20]模仿臭蜣螂头部非光滑表面设计的推土板和犁壁具有良好的脱附作用。在相同土壤的耕地实验中，与普通 20 钢光滑犁相比，仿生 20 犁降阻 12.7%；与普通 35 钢光滑犁相比，仿生 35 犁降阻 18%，省油 12.6%。

7.1.6　具有减阻功能的鲨鱼皮的沟槽结构

鲨鱼皮由微小的矩形鳞片组成，鳞片为盾鳞，排列紧凑有序，呈齿状，齿尖趋向同一方向，前后相邻的鳞片在边缘部位有重叠现象并呈有序排列。鲨鱼盾鳞的径向长度通常在 1mm 以内，每个鳞片上有 3～5 条径向的肋条，形成沟槽结构，沟槽宽度在 50μm 左右[21]（图 7-12）。研究发现，鲨鱼的这种沟槽结构具有极强的减阻防污效果。Walsh[22]的流体动力学实验表明，在高速流体流动状态下，鲨鱼的这种沟槽结构，表面的减阻效果高达 8%。

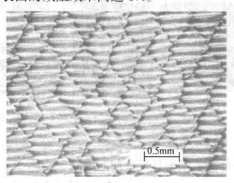

0.5mm

图 7-12　鲨鱼表皮沟槽状鳞片

目前，鲨鱼表面沟槽结构的仿生制备已经有了广泛应用。从 20 世纪 80 年代起，这种沟槽结构被应用于航天器、舰艇、输油管道内壁、竞技泳衣等研究领域。美国科学家用一种塑料与橡胶合成的材料 PDMSe（poly（dimethyl siloxane）elastomer）制备新型仿鲨鱼皮涂层[23]，其表面由数十亿个细小的菱形突起组成，表面的突起会随着电流强度的变化而膨胀或收缩[22]。有人设想将这种材料应用于船体表面能有效地防止淤泥和其他生物对船体的黏附。

7.1.7　具有黏附功能的壁虎脚

就吸附/黏附功能而言，绝大多数脚上有黏附力的动物和昆虫往往要靠水的毛细作用获得黏附力，而壁虎、蚊子、苍蝇、蜘蛛等却有能力在不使用水的情况下飞檐走壁。譬如，壁虎可以在各种基底上自由地爬行，即便是在很光滑的天花板上也可以 1m/s 的速度迅速地移动，是由于壁虎脚上有无数微米级的刚毛阵列，而每个刚毛又由无数纳米级的刚毛排列组成，如图 7-13 所示[24]。如此众多的微结构单元，最终使得壁虎脚能够通过范德瓦耳斯力黏附在物体上，从而在光滑平面上行走自如。蚂蚁、蜜蜂、苍蝇和蚊子脚掌的结构和壁虎脚掌的结构相似，正是因为这种类似的结构使它们同样具有超强的吸附、脱附能力。

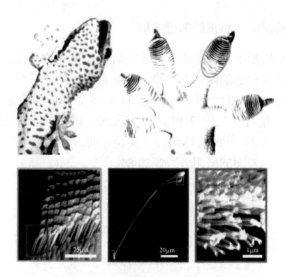

图 7-13   壁虎脚趾的刚毛形貌图

模仿壁虎、蚊子、苍蝇、蜘蛛等的微观结构，有可能研制出黏合力超强的易于揭下而不对物体表面造成损伤且反复使用的新型胶纸。

此外，有一种名为 melanophila acuminate 的甲虫，可以感知 80km 以外的森林火灾。它们通过由 50～100 个 15μm 的传感器组成的特殊陷窝器来侦测红外线，而这恰好是一场猛烈的火灾所释放的主要波长形式。火灾所产生的红外线辐射热量使传感器膨胀，从而启动了甲虫的机械性刺激感受器，适时地给予甲虫火灾的信息。这种优异的传感能力如能很好地运用，必将对人类的遥感技术产生深远的影响。这些器官主要是特殊的有机材料，也有生物体利用纯无机材料显示自己的光学性能。如海蛇尾利用单晶方解石作为自身的光探测器，对不同的光线显示出不同的颜色。

7.2   纳米材料的生物效应与安全性

纳米材料具有异于普通材料的表面效应、小尺寸效应、量子效应、比表面效应、分散–团聚效应、自组装效应等特性，目前已广泛应用于医学、药物、工业、成像、材料、通信、食品等领域。纳米材料在生产和使用过程中不可避免地会直接或间接地释放到环境中，进而造成生物体不同程度的暴露。例如，大规模商品化的纳米灭菌剂和纳米治疗剂的使用，人工合成纳米颗粒在水体、土壤、大气中的存在，都可能作用于生物体并造成不可预计的后果。纳米技术的广泛研究与纳米材料的大量生产都是人为活动。在实验室、生产与加工场所，产品使用过程含纳米材料废物的回收和处置场所，研究者、生产人员常常暴露于各种纳米材料之下。纳米材料进入人体的途径包括呼吸道、消化道和皮肤。流行病学资料也已经证实，大气颗粒物尤其细颗粒物和超细颗粒物的浓度与短期发病率、死亡率呈正相关。暴露于纳米水平的颗粒物可能会引起严重的公共健康问题，如肺部疾病和心血管疾病[25,26]。环境空气粒径在 $10\mu m$ 以下的可吸入颗粒物（PM_{10}）和粒径小于或等于 $2.5\mu m$ 的可吸入肺颗粒物（$PM_{2.5}$）每增加 $50\mu g/m^3$，住院患者分别增加 $3\%\sim6\%$ 和 25%；PM_{10} 每增加 $25\mu g/m^3$，哮喘患者病情恶化和使用支气管扩张器的百分比增加 8%，咳嗽患者增加 12%[27]。从整个社会和人类的健康方面考虑，纳米毒性引发的安全性问题的研究显得十分紧迫。

2003 年的美国化学会年会上报告了纳米颗粒对生物可能的危害。2003 年 4 月《自然》[28]、7 月《科学》[29]相继发表编者文章，开始讨论纳米尺度物质的生物效应以及对环境和健康的影响问题，提醒在纳米科技快速发展的同时，要关注安全性问题。之后《科学》《自然》《毒理科学》等国际权威期刊相继发表文章，讨论纳米材料的生物效应问题。学界、政府和公众关注纳米材料对人体健康、环境和社会安全的潜在负面影响，标志着纳米安全性研究的兴起。目前，纳米生物效应和安全性研究逐渐走向成熟，从最初研究体系简单、数据经常出现矛盾、无可比性发展到可以归纳出部分具有系统性、普遍性的知识框架。同时，纳米生物效应研究也逐步从简单地利用传统毒理学的实验方法和技术对新出现的纳米材料进行研究，发展成一个前沿交叉学科领域——纳米毒理学，即毒理、生物、医学、物理、化学、材料等多学科的交叉融合。

随着相关研究的飞速进展，新发展不断涌现：针对高剂量急性毒性实验不能反映人体实际暴露水平的问题，低剂量慢性毒性实验正在开展；纳米产品大量涌现促使纳米产品检测表征技术不断提高，纳米产品的安全性研究得到重视；工作场所中纳米颗粒监测技术发展为纳米材料职业性暴露的健康效应研究提供了基本的技术支持；环境剂量下纳米材料对生态系统影响的研究逐步开展；纳米材料生物效应的分子机制研究更加深入，决定纳米材料生物效应的因素正在被阐明。此外，纳米材料的标准化，纳米技术的风险评估与管理以及纳米伦理问题也受到关注[30]。

由于纳米材料的独特性和易与复杂环境介质作用的特性，纳米生物效应和纳米毒理学的机制研究变得复杂和难解，这主要是因为传统适合小分子化合物体内代谢的分析方法（如色谱、质谱和核磁等）难以实现环境、生物样品中纳米材料的定量分析。建立针对纳米材料的生物机体代谢转化的安全、非破坏性定量分析方法是个世界性难题。随着国际范围对纳米生物材料或纳米生物技术研究的不断深入，美国食品药品监督管理局（FDA）、国际标准化组织（ISO）等对其生物安全性研究愈加关注。如国际标准化组织于 2005 年成立与纳米材料相关标准对口的 ISO/TC 229 纳米技术标准化技术委员会，ISO/TC 194 医疗器械生物学评价标准化技术委员会于2012年4月成立针对含纳米材料及涉及纳米技术医疗器械生物学评价的 WG17 工作组。ISO/TC 229 纳米技术标准化技术委员会指出，纳米材料的毒理学安全性和生物学有效性的评价有别于传统，鉴于纳米颗粒对细胞的作用方式区别于非纳米级颗粒，纳米材料的细胞毒性测试方法及杀/抑菌能力评价方法等均有独特要求。但目前仍有许多问题亟待解决，评价不确定性、可操作性和规范性均有待提高。

目前，纳米材料的生物效应研究通常按以下 4 类纳米材料进行分析研究：碳纳米材料（碳纳米管、富勒烯、石墨烯）、半导体纳米材料（由单种或多种半导体材料合成，如 Si、CdSe、ZnS、CdTe 等）、聚合纳米材料、金属纳米材料（包括 TiO_2、ZnO 等金属氧化物颗粒、金纳米颗粒、银纳米颗粒等金属单质纳米材料）。

纳米毒理学与传统毒理学相比，具有其特殊性。剂量–效应关系是传统毒理学的黄金法则和理论基础，但是由于纳米材料的生物效应往往受纳米尺寸、结构和表面性质等在传统毒理学研究中并不需要考虑的因素的影响，所以在对纳米材料进行安全性评价时，仅仅考虑剂量–效应关系是不够的，还应考虑纳米材料的尺寸效应、结构效应等。

7.2.1 纳米剂量–毒理学效应关系

无论是传统毒理学，还是纳米毒理学，剂量是决定毒理学效应的一个最重要的因素。通常，暴露剂量越高，毒性作用程度或影响个体的百分比将会越大。作者曾研究了粒径为15nm 的 SiO_2 纳米颗粒对小球藻生长活性的影响[31]，结果表明，SiO_2 纳米颗粒对小球藻具有一定的毒性效应，且浓度越高，毒性越强，具有明显的剂量–效应关系。一方面，随着 SiO_2 纳米颗粒浓度增大，纳米颗粒对小球藻的生物量的抑制效应越明显（图 7-14），同时蛋白含量等生理指标逐渐降低；另一方面，SiO_2 纳米颗粒不但可以附着在细胞的表面，使藻细胞团聚沉淀，还可以改变膜通透性，并进入细胞内部，损伤类囊体的片层结构，从而影响光合作用。但在纳米颗粒低浓度范围内（小于 50mg/L），小球藻生物量无明显变化，说明低浓度纳米颗粒对小球藻的生长活性影响较小，即具有一定的安全性（图 7-15）。此外，作者课题组还研究发现金属 Fe、Ni 纳米颗粒对小球藻具有一定的毒性效应，且存在剂量–效应关系，并随着作用时间的增加，抑制效应越发明显[32]。研究表明，纳米颗粒对小球藻毒性具有剂量–效应关系，并且存在纳米颗粒的安全剂量。

作者课题组用聚丙烯酰胺凝胶电泳法研究了 TiO_2 纳米颗粒对金鱼鳃、心、肝、肾、脑组织中乳酸脱氢酶同工酶表达的影响[33]。结果表明，与对照组相比，各组织中的乳酸脱氢酶条带及活性均发生明显的变化，条带数随纳米颗粒浓度的升高而减少，乳酸脱氢酶活性整体呈现纳米颗粒低浓度诱导表达、高浓度抑制表达，且在肝脏组织中出现 C 基因的表达，即具有剂量–效应关系。

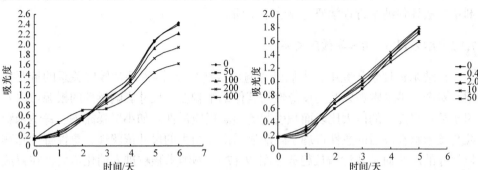

图 7-14　SiO₂纳米颗粒浓度对小球藻吸光度的　图 7-15　SiO₂纳米颗粒低浓度范围内对小球
　　　　　　　　　影响　　　　　　　　　　　　　　　　　藻吸光度的影响

　　此外，有研究表明，23.5nm 铜颗粒径口暴露剂量与小鼠死亡率之间的关系（图 7-16）呈 S 形变化趋势，与传统毒理学的规律是类似的。小鼠的病理学变化也说明，主要器官的损伤具有明显的剂量相关性，暴露剂量越高，器官受损程度越严重[34]。

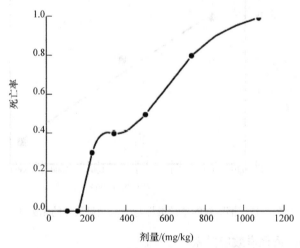

图 7-16　不同剂量的铜纳米颗粒引起小鼠死亡率的 S 形变化曲线[10]

　　现有的研究结果表明,同一纳米材料的毒理学行为基本上具有剂量依赖关系。但对于不同纳米材料来说，经常发现有不遵循暴露剂量–效应关系的例子。比如，有研究发现，10mg/m³、20nm 的 TiO₂ 纳米颗粒比 250mg/m³、300nm TiO₂ 纳米颗粒可更严重地诱发肺癌[35]。人们在进行纳米毒理学的研究时，需在传统毒理学的"剂量–效应"中引入新的概念。而且，在建立纳米毒理学研究模型时，人们还需要考虑影响毒性的剂量、尺寸和表面等的协同效应，而单独使用质量浓度的传统剂量方法评估纳米毒理学研究显然不全面。

7.2.2　纳米尺寸–毒理学效应关系

在纳米毒理学研究中，人们已普遍承认纳米尺寸–毒理学效应关系的重要作用。对金属纳米颗粒以及高反应性的其他纳米颗粒，尺寸影响毒性的根源可以归因于纳米尺度下的巨大比表面积引起的超高反应活性。如小鼠暴露铜、锌纳米颗粒与微米颗粒以后的急性毒理学效应显示出相当大的尺寸依赖性，急性毒性随颗粒尺寸的减小而呈线性增长趋势（图 7-17）。铜纳米颗粒进入消化道后，在胃液的酸性环境（pH 值约为 2）中，随着尺寸的减小，超高反应活性的纳米金属颗粒可迅速转化成离子状态，会造成体内铜离子过载而产生毒性，引起许多功能性蛋白的结构丧失，同时也因为消耗生物微环境中大量的氢离子而导致碱中毒[36]。这种纳米尺寸–毒理学效应关系只存在于金属纳米颗粒中，而对于其他纳米颗粒，如碳纳米管、金属氧化物纳米颗粒和有机纳米颗粒等纳米材料，不是都具有这种纳米尺寸–毒理学效应关系的规律。

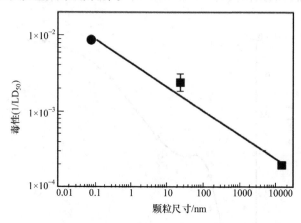

图 7-17　铜颗粒的急性毒性与纳米颗粒尺寸的相关性

7.2.3　纳米结构–毒理学效应关系

对纳米材料而言，分子结构可能是决定其纳米毒性的比较敏感和根本性的因素，在相同的剂量下，不同的分子结构导致不同的生物活性。例如，有学者研究了单壁碳纳米管（SWCNT）、多壁碳纳米管（MWCNT10）（直径范围是 10~20nm）和富勒烯（C_{60}）三种纳米材料对巨噬细胞的毒性，以及对细胞结构与功能的影响（图 7-18）[37]，尽管这三种纳米材料的原子成分相同，在相同的剂量下，它们的细胞毒性却不相同，且有如下顺序：单壁碳纳米管>多壁碳纳米管>富勒烯，存在明显的纳米结构-毒理学效应关系。根据传统毒理学理论，化学组成相同的物质，在相同的剂量下，它们产生的毒理学效应应该相近。然而，尽管单壁碳纳米管、多壁碳纳米管和富勒烯化学组成相同，但由于它们的纳米结构不同，在相同的剂量下，具有不同的生物活性。

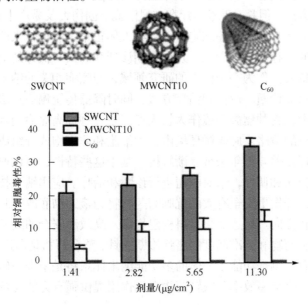

图 7-18　细胞毒性与纳米结构的效应关系[13]

7.3　纳米材料在癌症诊断和治疗上的应用

癌症是一大类恶性肿瘤的统称，是威胁全球人类生命的最大杀手之一。2008年，全世界死于癌症的人口数量就达到 760 万；2012 年，因癌症死亡的人口数量已经上升到 820 万，而且这一数字还在呈爆发性增长，专家预测，到 2030 年死于癌症的人口数量将有可能超过 1310 万[38, 39]。

癌症的产生是由于控制细胞生长增殖的机制失常。从癌细胞的三大特点中可以看出癌症对人体健康的损害。①癌细胞在病灶使人体产生不良症状。癌细胞可以无限制生长、无休止增殖，在癌细胞生长和增殖过程中，患者体内各种营养物质被消耗，多种有毒物质被释放出来，人体因此而产生不良症状。②癌细胞的转移对人体健康造成不良影响。癌细胞的病灶范围大小不固定，癌细胞除了在原有位置破坏人体平衡，还可以转移到人体全身各个器官，在其他部位继续生长繁殖，这种癌细胞转移可以导致人体消瘦、食欲不佳、发热贫血等症状，甚至使脏器严重受损。③癌症可以破坏组织器官的结构，影响组织器官的功能，继而引起坏死出血合并感染，癌症患者最终因器官衰竭而亡。

如何有效地预防和医治癌症已是科学研究中的当务之急。目前，临床上对癌症的诊断和治疗所遇到的一个瓶颈是发现癌症的时候往往为时已晚。有临床证据表明，超过60%以上的乳腺癌、肺癌、结肠癌、前列腺癌和卵巢癌患者，在被诊断出癌症的时候已经有了转移灶。临床癌症治疗主要有手术治疗、放射治疗以及化学治疗三种方法。但是，手术治疗存在风险高、创伤大及易产生并发症等缺陷；放射治疗、化学治疗在杀死癌细胞时，会给人体正常细胞也带来严重的损伤，大大降低了患者的生存质量。因此，发展早期诊断和高效、低毒的治疗手段对攻克肿瘤具有重大意义。作为一个前沿的研究领域，与癌症相关的纳米技术具有显著地改善现有的癌症诊断、成像和治疗方法，同时降低传统癌症疗法带来的毒性的巨大潜力。其中，将肿瘤微环境作为切入点，是一种提高癌症纳米技术诊疗方法功效的切实可行的策略。肿瘤微环境由各种细胞和非细胞成分组成。肿瘤组织与正常组织间的理化差异近年来被逐渐解析。基于这些特性，可以通过对肿瘤组织进行特异性的靶向和调控，来对肿瘤进行诊断和治疗。应用纳米技术针对肿瘤微环境进行研究，开发更安全有效的抗肿瘤药物将为最终彻底改变肿瘤治疗的现状提供新的途径和方向。通过优化材料构建稳定、高效和安全的纳米载体，利用纳米载体结合抗癌药物和高准确度的癌症诊断探针，整合药物靶向运输、活体示踪、药物治疗和预后监测等功能于一体的多功能纳米体系将是未来的研究趋势，这将为有效地提高药物呈递效率和减轻药物毒副作用提供强有力的支持[40]。

7.3.1 纳米材料在癌症组织成像及早期诊断中的应用

近年来，高分辨率体内成像技术呈现多极化发展的趋势，类型主要包括：以近红外荧光（near-infrared fluorescence，NIRF）成像为代表的光学成像（optical imaging）、放射性核素成像，如单光子发射计算机断层摄影术（single photon emission computed tomography，SPECT）和正电子发射断层摄影术（positron emission tomography，PET），以及核磁共振成像（magnetic resonance imaging，MRI）。其中以纳米材料为基础的，应用更加广泛的体内成像技术是选择性结合X射线的近红外荧光成像和核磁共振成像技术。以半导体量子点等纳米材料作为新型造影剂的分子影像学监测癌症组织及其他非正常组织，已经使人们对体内特异生物分子的作用靶点及其作用路径有了更加形象、直观的认识，利用纳米材料成像的各类造影术也因此成了一种早期诊断肿瘤的有效方法[41]。

7.3.1.1 近红外荧光成像

近红外荧光成像属于光学成像的一种。生物体组织内存在着一系列发光色团，包括水、（含氧）血红蛋白以及黑色素等，光波的波长和组织深度决定了它们对光的吸收，研究证实色团对于红光和近红外波段附近（600～1200nm）的光吸收较低，但对于蓝光的吸收和散射都远高于红光。近红外荧光最大可穿透 12cm 的肺以及乳腺组织、5cm 的成人脑组织以及 6cm 的肌肉组织。近年来，研究者逐渐将近红外荧光成像引入肿瘤诊断预后观察中。

上转换发光纳米材料作为一种新型的荧光材料，得到了人们越来越多的关注。上转换发光纳米材料是指镧系稀土元素掺杂而形成的纳米晶体，它可以通过吸收两个或两个以上的近红外光子，从而激发出可见光子。因此，可以将上转换发光纳米材料作为非线性造影剂，并存在利用其在生物体深层组织成像的巨大应用潜力。通过调控晶体的尺寸或掺杂体系，可以获得一系列具备不同发射波长的上转换发光纳米材料。

7.3.1.2 核磁共振成像

核磁共振成像技术利用的是核磁共振（nuclear magnetic resonance，NMR）的原理：所释放能量在物质内部结构环境中的各级不同衰减，通过梯度的外加磁场进而检测释放出的电磁波来探知该物体原子核构成与位置，并据此绘制出物体的内部结构图像。MRI 具有所获得的图像非常清晰而精细，避免剖胸或剖腹的侵入式诊断等优点。MRI 可对人体各部位多角度、多平面成像，分辨力极高，可以更加具体地显示人体内部的生理解剖组织和病灶位置，其对全身各系统疾病，尤其是对肿瘤的早期诊断具有极高的应用价值。根据弛豫途径的不同，核磁共振造影可分为 T_1（纵向弛豫时间）与 T_2（横向弛豫时间）造影。使用新型无机纳米材料作为核磁共振造影剂，可以获得具有极高分辨率的影像学诊断结果。一般地，顺磁性化合物（如 Gd-DTPA）及纳米材料（如以 Gd_2O_3 为核心，聚硅氧烷–聚乙二醇为壳的 GadoSiPEG）可以用作 T_1 造影剂。造影剂 GadoSiPEG 注射入大鼠体内后，MRI 的信号也随着时间的延长而逐步在膀胱以及肾脏得到了加强。超顺磁的磁性纳米颗粒可以被用作 T_2 造影剂，许多纳米金属氧化物作 T_2 造影剂提供了有效的造影增强效果。此外，磁性纳米合金颗粒，如 FeCo 及 FePt，同样也可以被用作核磁共振成像造影剂。

7.3.2 纳米药物递送系统在癌症治疗上的应用

纳米药物递送系统（nano-sized drug delivery system，NDDS）是指将药物或具有治疗作用的生物活性物质通过溶解或包裹作用装载于纳米微粒内部，或通过特异性结合于作用位点吸附在纳米载体表面的一种粒径分布在 1～1000nm 的药物载体。与传统的载药体系相比，纳米药物递送系统具有许多独特的优点：①尺寸小，比表面积大，有更好的载药能力，可以穿透生物屏障到达病灶部位；②通过对纳米粒子表面的修饰，可以延长药物在血液中循环时间以达到长循环的目的，从而避免药物快速代谢，以提高药物在达到靶点前的稳定性；③通过在纳米粒子表面连接抗体、配体等功能化修饰以达到改变其固有的生物学性质，从而实现主动靶向给药[42]。

7.3.2.1 肿瘤微环境及基本特性

肿瘤微环境指的是肿瘤在生长阶段由肿瘤细胞和正常细胞共同组成的、与肿瘤形成和转移密切相关的局部稳态环境。它主要由肿瘤细胞本身、间质细胞、细胞外基质的结构组分及其分泌的各种细胞因子和微血管等共同组成。透彻深入的研究肿瘤微环境与肿瘤细胞之间的相互作用，可以为抗肿瘤药物载体的研发提供有力的理论依据。在肿瘤治疗中，通过针对肿瘤微环境异于正常组织的一些特性，如肿瘤部位血管异常、低氧浓度、胞外低 pH 值、高表达受体分泌等，可以通过设计不同的治疗策略，使药物能准确到达肿瘤组织，为设计新的抗癌疗法提供更为广阔的研究空间。

1. 增强渗透与滞留效应

实体瘤组织血管系统与正常组织相比有明显的病理性变化。正常组织中的微血管内皮间隙比较致密、结构相对完整，脂质颗粒和大分子物质不容易透过血管壁；当肿瘤细胞增殖到直径 2mm 左右时，为了获取足够生长的氧气和营养物质会诱导血管发生，形成新的血管系统并快速无序地增殖，使血管密度增加。由于肿瘤血管形状不规则，血管扩张、血管壁膨胀缺失，血管内皮细胞排列疏松、细胞间隙大，在实体瘤组织中形成了大量结构不完整的血管，从而导致血管通透性增强。与此同时，肿瘤组织缺失淋巴清除系统，使淋巴液回流受阻，并且导致需要经过淋巴系统清除的脂质和大分子药物等在肿瘤组织贮留时间延长，为大分子物质肿瘤被动靶向提供了基础。以上原因导致血液循环中的大分子物质更加容易透过血管壁进入肿瘤组织并长期滞留，同时并不能透过血管进入正常组织，即实体瘤对纳米药物载体的增强渗透与滞留(enhanced permeability and retention, EPR)效应。通过将药物与高分子聚合物载体相结合增大分子量，可以有效利用 EPR 效应实现药物的靶向释放。

2. pH 值

正常组织和肿瘤组织细胞内 pH 值是十分相近的，但是肿瘤细胞外 pH 值要比正常组织低很多，这主要是因为肿瘤细胞通过异常的能量代谢和对特定蛋白的自身调节，从而产生乳酸及 ATP 水解产物，使其周围形成并维持不适合人体正常细胞生存的酸性环境，以保证其增殖与转移。尽管肿瘤部位 pH 值在不同区域会有些许变化，但肿瘤组织的细胞间质均呈现出弱酸性，肿瘤细胞外的平均 pH 值在 6.0~7.0，而正常组织以及血液中细胞外 pH 值大约维持在 7.4。肿瘤细胞内外的

pH 值梯度同样存在于肿瘤部位和宿主组织之间,为不同药物的分布提供了潜在的来源。肿瘤组织的跨膜 pH 梯度有利于弱电解质药物向肿瘤靶向传递。在肿瘤细胞外低 pH 值环境下,弱酸性药物的非电离形式可以更轻易地穿透细胞膜,使其在肿瘤细胞内浓度升高,促进药物在细胞内积累。此外,肿瘤细胞内不同细胞器间 pH 值也存在明显差异。其中,早期内涵体 pH 值一般在 6.0 左右,而晚期内涵体的 pH 值在 5.0 左右,溶酶体(lysosome)的 pH 值范围在 4.0~5.0。利用肿瘤部位的酸性环境,纳米载体可以通过连接 pH 值敏感性物质将大分子药物准确地靶向递送到相关部位,同时促进载体将药物快速释放。

3. 肿瘤细胞受体的高表达

肿瘤细胞表面相对于正常细胞通常会特异表达某类信号分子或高表达与细胞增殖、转移相关的一些抗原(靶点)和受体,利用抗体-抗原或受体-配体之间这种高效、专一性的相互作用,纳米药物载体可以通过对其表面配体分子的修饰实现与肿瘤细胞特定抗原或受体的结合,将药物靶向输送到肿瘤组织,增强肿瘤细胞对载体的摄取率,提高药物疗效,降低毒副作用。

7.3.2.2 靶向纳米药物载体及其功能化修饰

靶向药物递送系统是指根据需要,通过将药物载体经过生物或理化修饰后,使其对人体各种组织或病变部位具有亲和力,或将载体与单克隆抗体相结合,使药物在靶组织或靶细胞能够有选择地聚集,从而增加药物对特定组织的靶向性;降低毒性,提高药物的稳定性,使药物具有药理活性的专一性,从而提高药物的生物利用度。药物为了实现靶向传递需要先到达特定器官或器官的特定组织,再到达特定的病变细胞,最后到达细胞内特定的细胞器,这是靶向药物递送系统与相应靶细胞作用的一种非常重要的模式。理想的靶向药物递送系统应具备定位累积、控制药物释放和可生物降解等要素。因此,靶向药物载体的选择起到至关重要的作用,应具备以下特点:颗粒小,靶向性好,载药量高,可缓控释药并无突释效应;具有良好的生物相容性和免疫原性;大分子类的可生物降解,无毒,降解产物可被机体清除。同时,选择合适的载体与药物结合,可以使药物在体内的作用过程主要取决于载体在体内的分布过程,而与药物本身的理化性质无关,实现了药物的安全治疗。建立药物的控释及靶向给药系统,可以提高药物对肿瘤的靶向性,降低毒副作用,延长药物作用时间,具有深入研究的价值,并具有广泛的应用前景。

1. 纳米药物载体

由于肿瘤部位具有增强渗透与滞留效应,尺寸过大的纳米粒子反而不利于透过肿瘤组织聚集，因此现阶段研究的重点主要集中于粒径分布在 200nm 左右的聚合物载体。当聚合物尺寸降低至纳米级别时会使纳米粒子具备特殊的物理特性，主要表现为随着粒径的减小，聚合物纳米粒子的表面积会显著增加，表层功能基团密度加大，使其更容易与其他分子相结合从而增强稳定性，同时较小的粒径也会使药物载体具备更好的扩散性。目前研究最广泛的纳米药物载体主要有：脂质体、聚合物纳米球和纳米囊、固体脂质纳米粒子、纳米乳、聚合物胶束等。这些纳米药物载体具备以下优点：粒径小，体内循环时间长，可缓释药物，提高血药浓度，延长药物循环半衰期和药物作用时间，减少药物降解，提高药物稳定性；载药量高，装载的药物可以在靶部位定点释放并仍然具有足够的活性，提高局部药物浓度，有望提高药物治疗效果，通过减少给药剂量，降低或避免药物对正常组织的毒副作用；生物相容性好，体内降解产物可被机体清除。纳米药物递送系统这种在一定的时间内将各种活性药物高效地递送到体内特定组织的独特优势为智能型靶向纳米药物载体的研究奠定了基础。

2. 有机高分子纳米载体功能化修饰

肿瘤组织血管对纳米药物载体的增强渗透与滞留效应使纳米药物载体通过自身的粒径、疏水性及静电等作用具有天然的被动靶向功能，但是不同组织 EPR 效应有着明显的差异，单纯依靠被动靶向递送药物不能达到理想的效果。随着对高分子聚合物研究的深入，人们发现聚合物在合成中可选择的聚合单体种类较多，可以自由地在合成时对引发剂进行修饰和改造，连接具有生物活性的化合物或药物等，赋予聚合物特定的靶向性及刺激响应性，使其可以因病制宜制备出具有多种特性（如能对温度、磁场、pH 值、离子强度、化学物质等作出响应）的功能聚合物，通过外界信号刺激可以从分子水平上改变聚合物分子链结构或相互作用，改变聚合物的溶解性和解离等行为，而调控药物的释放，为纳米药物递送系统的智能化改造提供了极大的便利。

1）pH 靶向

人体正常组织，肿瘤组织，细胞内内涵体和溶酶体的 pH 值存在着差异，这种差异为设计 pH 响应的药物载体提供了契机，pH 值敏感聚合物纳米药物载体的研究目前正受到极大的关注。正常组织和血液的 pH 值比较稳定，维持在 7.4 左右，而肿瘤组织由于肿瘤细胞的异常繁殖导致低 pH 值环境，为 6.8～7.2，明显低于正常组织，同时当含药纳米载体进入细胞后，会遇到 pH 值环境更低的早期内涵体（pH 值 6.0）、晚期内涵体（在 ATP 酶质子泵作用下晚期内涵体的 pH 值会下降到 5.0 左右）和溶酶体（pH 值约 4.5）。通过肿瘤组织和细胞内的 pH 值梯度差可以设计出针对特定器官所处环境 pH 响应性药物递送的聚合物载体，实现药物、蛋白、基因等的靶向控制释放。

　　pH 响应型聚合物纳米载体通常会在其结构中引入一些 pH 敏感单元来达到 pH 刺激响应的目的。当环境 pH 值发生变化时，载体中的敏感单元会诱导纳米粒发生相应的变化，从而调控载体结构或药物的释放。Lee 等合成了基于聚组氨酸的（polyHis-b-PEG/PLLA-b-PEG-b-polyHis-biotin）智能化 pH 敏感靶向胶束[43]，利用聚组氨酸上咪唑基团会在 pH 值大于 7 的环境下发生去质子化，从而具有疏水性能的特性，使 PLLA-b-PEG-b-polyHis-biotin 中的聚组氨酸链向内收回到胶束的疏水内核表面，与之连接的靶向 biotin 基团就会隐藏在 PEG 亲水壳层里面，减少 biotin 在体内循环过程中因非特异性黏附所导致的损失；当载药胶束通过 EPR 效应到达肿瘤部位时，聚组氨酸上的咪唑基团会在肿瘤酸性环境（pH 6.5～7.0）下发生去质子化效应而变为亲水，使聚组氨酸链离开胶束内核而延伸到 PEG 壳层以外，暴露出外层的 biotin 发挥主动靶向的功能，提高载体肿瘤细胞内的靶向传递效率；当胶束被细胞内吞进入溶酶体后，溶酶体内低 pH 值（4.0～5.5）的影响，使胶束内核的聚组氨酸质子化急剧加快，从而导致胶束内核迅速崩解，药物快速完全地释放出来。

　　2）温敏感靶向

　　除了利用肿瘤微环境的特性制备靶向纳米药物载体外，通过局部升温的方式使肿瘤患者接受热疗也是目前常用的相对安全的治疗方法。人体正常组织的温度一般维持在 37.5℃，通过对肿瘤部位局部加热可使肿瘤组织温度升高 5～10℃，可以根据肿瘤部位局部升温的性质制备出对温度敏感的热敏性聚合物载体。温度敏感聚合物通常存在一个最低临界溶解温度（LCST），在低于 LCST 时聚合物可以溶解在水中，而在高于 LCST 时，聚合物疏水而集结。基于这种特性，可以设计 LCST 在正常体温 37℃以上而在热疗温度 42℃以下的温度敏感聚合物。这种聚合物载体可以通过肿瘤部位热疗时局部温度的升高，有效地富集在肿瘤部位，释放药物。目前常见的温度敏感性聚合物材料有聚乙二醇（PEG）、聚氧丙烯（PPO）、聚（N-异丙基丙烯酰胺）（PNIPAAm）和聚乙烯吡咯烷酮（PVP）等。其中研究最深入的材料是聚（N-异丙基丙烯酰胺），这是因为它的水溶液具有非常明显的可逆温度敏感性，其最低临界溶解温度在 32℃左右，当环境温度低于此温度时，PNIPAAm 聚合物呈现出亲水的性质；反之，当环境温度高于 LCST 时则表现出疏水的性质。

　　3）双重靶向

　　在靶向纳米药物载体的研究中经常会将两种或更多靶向机制结合到一起来构建更高效的靶向药物载体。其中较为经典的是基于含聚谷氨酸嵌段的不对称三嵌段多肽杂化共聚物（FA/methoxy-PEG$_{114}$-poly（Glu-Hyd-DOX）-PEG$_{46}$-acrylate）构建的兼具治疗和诊断功能的囊泡制剂。该功能聚合物以聚谷氨酸苄酯为疏水嵌段，再使其经部分肼解生成的羧基以 pH 敏感的腙键化学键合阿霉素分子（DOX），并在较长 PEG 链一端连接起靶向作用的叶酸（FA）分子，在较短 PEG 链一端连接能够被交联的丙烯酸（acrylate）分子。根据自洽场理论（self-consistent field theory，SCFT），两端具不同长度亲水链、中间为疏水链的不对称 ABC 型三嵌段共聚物有更大概率在自由能和表面曲率的驱动下使较大体积（较长链）的亲水链伸向外端，较小体积（较短链）的亲水链压向内端，而形成具有不对称膜结构的囊泡结构。所以，当此功能聚合物形成囊泡结构时，FA 端伸向囊泡外侧而丙烯酸分子端伸向内侧，在水相中使用水溶性 $K_2S_2O_8$ 以自由基聚合反应将丙烯酸分子交联，同时在囊泡亲水性核中载入亲水性超顺磁性氧化铁（SPIO）纳米粒，最终形成的多功能囊泡因内 PEG 层被交联而具有优异的稳定性，不仅能有效防止内水相 SPIO 纳米粒的泄漏以便于给药时的同步 MRI 诊断和监测，还能有效避免载药体系的完整性在到达靶部位前的破坏，经化学键合在膜层的 DOX 也能有效克服突释，增加最终传递至靶部位的量。进入肿瘤组织后，囊泡外的 FA 分子能主动识别叶酸受体过度表达的肿瘤细胞并增加经该受体介导的胞吞概率，进入细胞后的溶酶体途径中，pH 敏感性腙键能迅速对溶酶体的低 pH 条件作出响应，迅速而完全释出被键合的 DOX 分子，使其到达亚细胞靶点并发挥药理效应。

3. 多功能无机纳米载体及其刺激响应

有机高分子纳米载体虽已应用于临床医学（如脂质体、聚合物胶束等），但仍存在如下缺点：功能较为单一，对病灶部位的靶向性不高；药物释放和分解速度快，难以实现可控释放（包括释放速度和释放量）；会损伤人体正常细胞，对人体正常组织有一定的毒副作用，且无法输送在胃内酸性环境中易于水解的蛋白和核苷类药物。因此，研究者们试图采用结构稳定的无机材料作为药物靶向传输的载体。多功能无机纳米颗粒不仅形貌和尺寸可控，比表面积大，易于表面修饰，且可赋予其独特的光、电、磁、微波吸收性和微波-热转换特性等性质，因而多功能无机纳米颗粒将在疾病诊断、生物成像标记、药物靶向输送等方面发挥优势，使其更适合于在细胞内进行药物的传输。因此，研究探索一种新型的多功能无机复合材料作为可控给药载体，从而实现对药物的靶向和可控释放具有十分重要的临床意义[44]。

磁性和发光性为一体的磁-光双功能复合纳米颗粒可以作为一种药物载体，通过外部磁场能够精确靶向病灶部位和传输药物，通过荧光成像可有效地监控疾病的治疗过程，降低药物的毒副作用，提高治疗效果。例如，Yang 等[45]用溶胶-凝胶法制备了具有核-壳结构 $Fe_3O_4@nSiO_2@mSiO_2@YVO_4:Eu^{3+}$ 双功能复合纳米颗粒，通过磁场引导药物载体直达病灶部位后，药物从载体上释放出来。Li 等[46]制备了具有磁-光双功能新型药物输送和荧光成像性质的 $Fe_3O_4@mSiO_2$-异硫氰酸荧光素@聚丙烯酸系统，其药物分子被装载在介孔 SiO_2 纳米粒子的孔道内，Fe_3O_4

提供磁性能，以便于靶向病灶部位，异硫氰酸荧光素提供光学信号，通过 pH 响应在病灶部位释放药物。可见 $Fe_3O_4@mSiO_2$-异硫氰酸荧光素@聚丙烯酸磁–光双功能纳米颗粒有望作为一个磁靶向、荧光成像和 pH 刺激响应药物释放的多功能智能新型复合药物输送系统。

碳纳米管和石墨烯已被广泛用于抗肿瘤药物的运载。碳纳米管的中空结构能用来包载药物，石墨烯的片层表面有很强的电荷亲和力，也可以负载多种药物[47, 48]。这些载药系统可以将药物高效地输送到病灶，并且可以通过表面修饰增强体系的稳定性和生物安全性。

7.3.3 纳米材料作为非药物载体在癌症治疗中的作用

除去将纳米材料作为药物载体输运化疗药物治疗癌症的策略之外，研究者还尝试利用纳米材料自身在治疗癌症方面的性质，进行癌症治疗。这方面的研究包括：硒化铜 $Cu_{2-x}Se$ 纳米晶体及金银–酚醛树脂 Ag@Au@Phenoi Formaldehyde 纳米颗粒可以通过光热治疗（photothermal therapy，PTT）效应分别杀伤人结肠癌细胞 HCT116 及人肝癌细胞 HepG2[49,50]。而 Fe@Au 可通过诱导细胞线粒体介导的细胞自噬引发的细胞毒作用，用于口腔癌的治疗[51]，包被有 EGF 抗体的纳米 Fe@Au 合金通过引发细胞自噬和细胞凋亡，可杀伤非小细胞肺癌[52]。此外，氧化锌纳米颗粒可以通过活性氧（reactive oxygen species，ROS）介导的细胞凋亡特异性杀伤人肝细胞癌细胞 HepG2、肺腺癌细胞 A549 以及支气管上皮细胞癌 BEAS-2B 细胞[51]。纳米材料自身可以抗癌，如果联合使用纳米材料与化疗药物，显然更有可能提高复合药物杀伤癌细胞的能力。例如，富勒烯（Fullerene）纳米晶体 C_{60} 及其金属内嵌衍生物 C_{60}（Nd）可以通过在宫颈癌及乳腺癌细胞中诱导细胞自噬进而有效协同化疗药物阿霉素（Dox）/顺铂（Cisplatin）杀伤癌细胞[53-55]。另一种纳米稀土金属内嵌的富勒烯衍生物$[Gd@C_{82}（OH）_{22}]_n$ 被证明可以通过重新激活肿瘤细胞对化疗药物顺铂的内吞，进而实现顺铂对前列腺癌 PC-3 细胞的有效杀伤[56]。

7.4 静电纺纳米纤维构建生物组织工程支架

7.4.1 细胞外基质与组织工程支架

组织工程是继细胞生物学和分子生物学之后，生命科学发展史上的又一新的里程碑，它标志着医学将走出器官移植的范畴，步入制造组织和器官的新时代。组织工程研究主要包括四个方面：种子细胞、生物材料、构建组织和器官的方法和技术以及组织工程的临床应用。核心是建立由细胞和生物材料构成的三维空间复合体，即构建细胞支架用以仿生细胞外基质（extracelluar matrix, ECM），起到支撑细胞生长，引导组织再生，控制组织结构和释放活性因子等的作用。细胞外基质是由胶原、非胶原糖蛋白和糖胺聚糖等大分子组成的一种复合结构，其纤维直径一般为 50～500nm。细胞外基质为细胞的生长提供了物理支持和适宜的场所，在细胞的生长过程中起着至关重要的调控作用，通过信号转导调控细胞的黏附、生长、增殖和分化，在组织胚胎的发生发展、组织细胞的生长和分化、组织创伤修复和再生、细胞的衰老和癌变等过程中发挥着重要调控作用。因此，构建具有类似 ECM 结构与功能的支架，为细胞提供理想的体外生长环境，是引导组织再生与修复的重要物质基础。

理想的支架需具备以下几个特点：①具有较高的孔隙率和内部连通的三维网状结构，可以为细胞的黏附提供支撑点，并便于营养物质和代谢废物的运输；②足够大的表面积，以利于细胞的黏附、增殖、分化；③具有良好的生物相容性、可控的降解性和可吸收性；④可根据不同组织的要求，调控合适的力学性能[57]。近些年来，从天然生物材料到合成材料，再到表面改性加入活性因子，人们在努力构建一种可以代替人体组织和器官的支架材料，要求在力学、结构、生理学上与人体组织有一定的相似性。要想获得理想的组织支架，光有材料还是不够的，还应选择合适的方法将生物材料制成具有特定形状和理想结构的三维多孔支架。目前制备多孔支架的方法主要有：超临界 CO_2 萃取法、纤维黏结法、溶剂浇铸/粒子沥滤法、冷冻干燥法/相分离法、静电纺丝法、烧结微球法和快速成型法等。

7.4.2 静电纺丝纳米纤维支架

静电纺丝法是一项简单易行、"自上而下"纺制多孔支架材料的新方法。随着静电纺丝技术的发展，合成聚合物与天然聚合物都能被制备成各种形态和功能的纳米纤维。与其他支架制备技术相比，电纺技术主要有以下几个特点：①能够制备直径与天然 ECM 相近的连续超细纤维，因而支架可以最大程度地仿生人体内ECM 结构；②能够简捷地制备各种聚合物支架，支架材料可以是单一的聚合物，也可以是多种聚合物的复合体，并可以在支架中引入无机粒子，如羟基磷灰石、生长因子、细胞调控因子甚至活细胞。

纳米纤维膜的三维空间结构与人类体内的细胞外基质相似，同时，纳米纤维形态与胶原纤维也十分相似，这非常适于生物响应作为组织替代品。比起常规的2D 细胞培养基底，纳米纤维是一种三维结构，它具有直径分布宽、高多孔性、高比表面积，因此相比于其他结构有利于细胞连接（细胞单位密度大）。Stevens[58]在 *Science* 上发表论文指出，相比二维细胞培养基底（TCPS）（图 7-19（a）），在纳米纤维三维培养膜上细胞之间的黏附很少（图 7-19（c）），这是由于 TCPS 不能适时地调节细胞与细胞外基质或相邻的细胞间的黏附分子，而 3D 纤维培养基底可以很好地调控细胞表面的黏附分子，细胞被多孔纤维支架包围着，通过细微的毛细管网支架材料被迅速地分裂和渗透，这个过程非常有利于细胞的进一步生长和活动。另外，纤维之间的微孔（10～200μm）尺寸比双分子尺寸大1000～10000倍，这好比是汽车行驶在高速路上，细胞能快速地向四周扩散，这与细胞外环境和自然的细胞基质极其相似，避免了排异反应。而微米纤维的直径（10～50μm）（图7-19（b））与细胞直径尺寸（2～30μm）相当，因而细胞吸附在微米纤维上仍然相当于在2D环境中，因此，微米纤维相比于TCPS并没有优势。

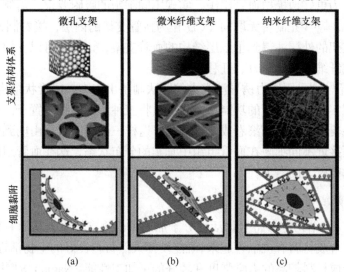

图7-19　支架结构体系对细胞黏附和增殖的影响[58]

（a）和（b）分别代表细胞连接在微米尺寸的TCPS和纤维上；（c）表示细胞生长在纳米纤维上。纳米尺寸的纤维支架有巨大的比表面积，有利于细胞吸附蛋白，提供更多的与细胞膜受体的连接点

结构参数对纤维支架组织培养的影响分析如下。

1. 有序结构

细胞的生长受自身发育条件和外界环境的影响，诸如神经、平滑肌血管内皮细胞、骨骼肌细胞等在组织的生长上具有方向性，控制细胞按照一定的方向生长对其分化具有非常重要的作用。一系列研究结果表明，有序基底能够有效地诱导细胞的黏附和增殖。受此启发，科研工作者通过控制电纺过程参数制备了有序结构的纳米纤维支架。Ramakrishna[59]采用电纺聚L-乳酸纳米纤维（PLLA）培养新生小鼠脑神经干细胞（NSCs），培养2天后，结果发现生长在无序纳米纤维膜上的细胞毫无规律，分裂增殖慢，而取向性的纳米纤维对细胞生长起到了"指引"和"助长"作用，神经轴突沿着纤维取向进行生长，增殖速度快，这对于构建神经组织工程非常有利。进一步他们在取向性聚乳酸/聚己内酯（PLLA/PCL）纳米纤维支架上培养人冠状动脉平滑肌细胞[60]，结果表明细胞骨架蛋白-肌动蛋白组织沿着取向的纳米纤维方向生长，这意味着纳米纤维的取向能影响细胞的功能发育。

2. 多层结构

在血管组织工程应用中，一般需要接种特定细胞或是将细胞封装于可降解合成材料支架内，诱生细胞外基质。人体内血管组织分三层，每一层吸附不同的细胞。因此，为更好地模拟血管组织、实现不同细胞的吸附要求，需制备多层结构的支架。Vaz 等[61]先制备无取向 PCL 作为血管支架的内层，接着制备取向 PLA作为血管支架的外层，得到了双层结构的血管支架，该支架可以支撑鼠纤维母细胞和人肌成纤维细胞的附着、迁移、生长。

Yuan 等[62, 63]采用压力诱导滚卷电纺膜法制备出三维多层管状结构支架，其可更好地模拟实现人体血管的功能。研究人员将三种不同的细胞置于二维膜的不同位置，再将覆有细胞的膜滚卷成三维管状，这样三种细胞就呈由内到外的三层分布状态，更接近不同细胞在血管组织中真实的分布状态，这在血管组织工程支架应用方面具有极大的潜力。

3. 核-壳结构

采用核-壳结构能够将生物活性分子加入聚合物支架中，从而有效地将天然材料和人工合成材料有机融合起来，既能发挥天然材料良好的生物活性和亲水性，又能利用合成材料较高的力学强度和较好的可加工性能。Nagiah 等[64]采用同轴静电纺丝制备了明胶/PHB 复合纤维，以明胶为壳，保证了纤维表面的亲水性，以聚羟基丁酸酯（PHB）为芯，同时又保证了材料的力学性能和可降解性。该纤维可以支撑人成纤维细胞和角质细胞的附着、增殖，使其有望成为皮肤组织工程支架，从而用于皮肤再生。Ma 等[65]制备了具有核壳结构的海藻酸钠—聚环氧乙烯复合支架，并用氯化钙交联使其不溶于水。交联后纤维支架可以促进人成纤维细胞的附着、增殖。

4. 多组分因子

除了形态结构，组成成分对组织支架也至关重要。因此，可将聚合物与其他成分复合，并通过调节不同成分之间的比例，来改善支架的生物活性、力学性能、降解速率等，以满足组织工程的不同生物学需求。

羟基磷灰石（HA）作为脊椎动物骨骼的主要无机成分，植入体内后可以促进钙、磷的运输和传递，有利于机体组织再吸收，促进新组织的生长，对新骨的生长具有一定的传导和诱导作用。因此，将纳米羟基磷灰石和聚合物复合，可以制备出既具有生物活性又具有一定力学性能的组织工程支架。Anilkumar 等[66]将 HA

加入聚乳酸（PLA）中共混纺丝，提高了人类初生造骨细胞的增殖速度，并对骨修复具有一定的作用。此外，将明胶[67]、胶原[68]、丝素蛋白[69]等生物活性较高的材料加入人工合成的聚合物中共纺，在保持聚合物优良特性的同时，又可以提高支架的生物活性。

5. 孔结构

在组织构建（再生）过程中，尤其对于皮肤、骨骼、肌肉的组织工程构建，细胞长入支架的程度是很重要的因素。组织工程支架的孔尺寸、孔隙率和相连的孔形态对细胞的行为有很大的影响，尤其决定了细胞和组织长入支架的程度[70]。合适的孔尺寸、高的孔隙率（>90%）和相连的孔形态，有利于细胞的种植、组织的生长、细胞外基质的形成、氧气和营养的传输、代谢物的排泄以及血管和神经的内生长[71]。电纺纤维直径通常在 500nm 左右，纤维之间的孔径小于 10nm，但主要问题是密集排列的纳米纤维之间的空隙很小，从而不利于细胞的向内生长，阻碍了细胞的植入和三维（3D）组织的形成。而通过制备大孔尺寸纳米纤维支架则可解决这一问题，研究表明，在大孔电纺纤维上成功地培养了内皮细胞甚至成纤维细胞与心肌细胞，以构建心脏组织内的血管网络[72]。

因此，利用 3D 大孔纳米纤维支架，结合生长因子，在支架的大孔处诱导血管再生，也许是组织工程支架的重点发展方向之一[73, 74]。最终，理想的组织工程支架应能充分模拟体内的微环境，诱导细胞迁移、生长和分化，使细胞在特定的位点、时间发挥特定的作用，再生长出新的组织或器官。

7.4.3 纳米纤维支架应用于组织工程

7.4.3.1 心脏组织

心脏对于人的重要性是不言而喻的，许多心脏疾病的突发性强，治愈率低，是导致猝死的罪魁祸首。将心肌细胞种植在三维的生物材料内部生长并组装成器官组织，用来修复损伤的心脏，从而使其恢复如初。最近，以色列特拉维夫大学（Tel Aviv University）的 Tal Dvir 教授等[75]采用三维电活性聚合物纳米纤维组织支架培养心脏细胞，以多孔结构的聚己内酯-明胶静电纺纳米纤维模仿自然心脏基质中的肌内膜纤维，可以允许细胞穿透并接触到记录/刺激电极，并有利于释放的药物或蛋白扩散到细胞微环境，从而用于修复受损的心脏。电纺聚乳酸-羟基乙酸共聚物（poly（lactic-*co*-glycolic acid），PLGA）纤维支架也可用于心脏组织的培养，经过一段时间后心肌细胞沿着各向异性纤维方向生长，心脏组织功能达到了预期的效果。因此，未来有望为心脏移植的患者提供一个有效的替代方案。

7.4.3.2 肝组织

近年来，生物人工肝的研究得到了很大的发展，但其中肝细胞活性和功能的长期保持一直是困扰人们的一个难题，肝细胞在体外反应器中很快失去其活性和功能的一个重要原因，就是其脱离了机体的内环境。细胞在体内生存的微环境大多是由胶原纤维及其他细胞表面构成的纳米支架结构，除蛋白质是调节细胞生命活动的重要因素外，纳米级的支架结构界面是另一重要因素。褚薛慧等[76]用壳聚糖纳米纤维膜培养大鼠肝细胞，结果表明壳聚糖纳米纤维膜能促进肝细胞黏附，同时具有良好的生物相容性，从而促进肝细胞的功能。

7.4.3.3 软骨及骨组织工程

软骨及骨组织的特殊的组织结构、生物学和生物力学特点决定了软骨及骨修复的复杂性。支架一直是该组织工程的研究重点。Li 等[77]利用丝素蛋白、骨形态发生蛋白、羟磷灰石纳米颗粒制备了纳米纤维支架，培养人骨骨髓间叶干细胞31天后，发现经过骨形态发生蛋白后处理的纤维，更有利于促进钙的沉积以及骨细胞遗传物质中特异性标记物的转录水平，而羟磷灰石纳米颗粒的加入也有效地促进了骨的形成。

除上述组织工程外，采用电纺纳米纤维支架在其他组织，如血管[78]、神经[79]、皮肤[80]等也取得了一定的研究进展，并展现出良好的应用前景。相信随着纳米纤维膜的可控制备和组织工程技术的发展，电纺纳米纤维支架在组织工程中将发挥更大作用，从而造福人类健康。

7.5 纳米二氧化钛光触媒杀菌特性

纳米 TiO_2 作为光催化半导体无机抗菌剂在使用安全性、持久性、抗菌性和耐热性等方面都优于有机抗菌剂。具有广谱抗菌功能，能抑制和杀灭微生物，并有除臭、防霉、消毒的作用，其本身化学性质稳定且对人体和环境无害，因此，TiO_2光催化剂被科学家们称作是"与大自然和谐的清洁剂"，近年来得到了广泛的开发和应用。

发现 TiO_2 光催化氧化特性的第一人是 Akira Fujishima 博士。1972 年，当时还在读博士的 Fujishima 和导师 Honda 在研究半导体氧化物对光的反应时，第一次发现了二氧化钛的光催化效应，即在一定的偏压下，二氧化钛单晶在光的照射下能将水分解成氧气和氢气，这意味着太阳能可光解水，制取氢燃料，新发现被称为 Honda-Fujishima 效应，他们的论文发表在当年的《自然》杂志上[81]。当时世界正出现石油大危机，世界各地的科学家们纷纷跟进，太阳能光化学转换研究因此成为一个十分诱人的战略课题。1977 年 Frank 和 Bard[82,83]第一次将 TiO$_2$ 用于环境净化还原水中的 CN$^-$,开启了 TiO$_2$ 在光催化环境污染治理领域的大门。1985 年,日本的 Matsunaga 等[84]首先发现了 TiO$_2$ 在紫外光照射下有杀菌作用。基于 TiO$_2$ 的光催化活性,在很多领域得到了应用,如杀死致病有机体(病毒、细菌、真菌、海藻和癌细胞)[85,86]、癌症治疗[87]和其他一些应用。由于二氧化钛光催化剂在紫外光的照射下就能去除毒害物,也不会产生有毒的副产物,因此对它的研究一开始就受到科学家们的高度重视,一些科学家将这一研究称为"阳光工程"。特别是从 20 世纪 90 年代开始,环境污染已成为全世界都在关注的焦点问题,各国对光催化研究的投资也在逐步上升,纳米二氧化钛作为抗菌材料的研究非常活跃,研究的范围包括二氧化钛光催化对细菌、病毒、真菌、藻类和癌细胞等的作用。尤其是制成人们需要的各种抗菌产品一直是光催化研究的前沿和重要方向。

7.5.1 二氧化钛纳米材料

7.5.1.1 TiO$_2$ 晶型结构

纳米 TiO$_2$ 是一种重要的半导体金属氧化物,通常存在 3 种晶相形式:锐钛矿型(Anatase)、金红石型(Rutile)和板钛矿型(Brookite)。用作光催化的 TiO$_2$ 主要是锐钛矿型和金红石型,其中锐钛矿型的催化活性较高,两种晶型的结构均可由相互连接的 TiO$_6$ 八面体表示,如图 7-20 所示。两者的差别在于:

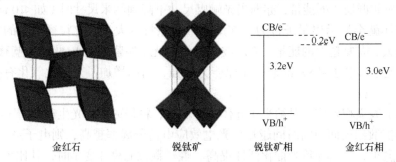

图 7-20 TiO$_2$ 两种晶型结构及带隙

(1)八面体的畸变程度和八面体间的相互连接的方式不同,这种差异导致了两种晶型不同的质量密度及电子能带结构(表 7-1)。这些结构特性上的差异直接导致了金红石型 TiO$_2$ 表面吸附有机物及 O$_2$ 的能力不如锐钛矿型,且其比表面积较小,因而光生电子和空穴容易复合,催化活性受到一定影响。

(2)两者的价带位置相同,光生空穴具有相同的氧化能力;但锐钛矿相导带的电位更负,光生电子还原能力更强。

(3)混晶效应:锐钛矿相与金红石相混晶具有更高光催化活性,这是因为在混晶氧化钛中，锐钛矿表面形成金红石薄层，这种包覆型复合结构能有效地提高电子–空穴对的分离效率。

表 7-1　TiO$_2$ 晶型结构参数

形态	相对密度	晶格类型	晶格常数		Ti-O 距离/nm	禁带宽度/eV
			a	c		
锐钛矿	3.84	正方晶系	5.27	9.37	0.195	3.2
金红石	4.22	正方晶系	9.05	5.8	0.199	3
板钛矿	4.13	斜方晶系				3.2

7.5.1.2　光催化剂的纳米尺寸效应

（1）小尺寸效应：光催化型抗菌剂是 n 型半导体，由于纳米材料的小尺寸效应，当其尺寸在 50nm 以下时，载流子就被严格限制在一个小尺寸的势阱中，从而导致导带和价带能级由连续变成离散，增大能隙，使导带能级负移，价带能级正移，显著加强了 TiO$_2$ 材料的氧化还原能力，提高了光催化型抗菌剂的抗菌活性和抗菌效率。

（2）量子效应：当粒径减小时，粒子电子结构的能量分布出现逐渐分散的能阶态，而非群聚式的能带，亦即当光触媒尺寸下降到纳米尺寸时（如<10nm），其电荷载体就会显示出量子行为，亦即能量间隙将变大。因此粒径越小的粒子，能隙越大，需要越大的能量，亦即波长越短的光（如紫外光），此称为蓝移（blue shift）现象。电子–空穴的氧化还原能力增强，因而增加了光催化氧化有机物的效果。

（3）表面积效应：对纳米半导体微粒而言，粒径愈小其光生载流子（carrier）从体内扩散到表面所需时间越短，光电效应电荷分离率越高，则电子–空穴再结合率就愈小，从而导致光催化活性提高。触媒颗粒的尺寸变小时，其比表面积将变 大，其吸附位置亦随之大幅增加，此结果亦使得光催化效率增强。另外，粒径减小同时，内部的内应力增大导致能带结构变化，电子波函数重叠加大，使得能带间隙变窄，吸收带向长波长（可见光）偏移，此即为红移（red shift）现象。

（4）载流子扩散效应：粒径越小，光生电子从晶体内扩散到表面的时间越短，电子和空穴的复合概率减小，光催化效率提高。统计表明，粒径为 1μm 的 TiO$_2$ 晶体中载流子从内部扩散到表面的平均时间为 10^{-7}s，而粒径为 10nm 的 TiO$_2$ 晶体中载流子从内部扩散到表面的平均时间仅需 10^{-11}s。粒径越小，载流子到达粒子表面所需时间越短，载流子在晶粒内部复合概率就越低。研究表明，光生载流子的产生和复合可以在 10~15s 内完成，只有表面的载流子才能够产生自由基，具有杀灭微生物的潜能。

7.5.2 纳米二氧化钛的抗菌机制

TiO$_2$ 毒性低，安全性高，对皮肤无刺激，抗菌能力强，且具有即效抗菌效果，与银系抗菌剂相比，发挥 TiO$_2$ 的抗菌效果只需 2h 左右，而银系抗菌剂的效果发挥需要大约 24h。而且纳米 TiO$_2$ 抗菌作用的发挥是通过光催化作用进行的，它本身不会像其他抗菌剂那样随着抗菌剂的使用逐渐消耗而降低抗菌效果，所以二氧化钛光催化抗菌剂具有持久的抗菌性能。另外，光催化抗菌剂具有广谱抗菌的特点，对各种常见的致病菌都有很好的抑制和杀灭作用，并且一般抗菌剂只有杀菌作用，但不能分解毒素。经实验证明，纳米 TiO$_2$（锐钛矿型）对绿脓杆菌、大肠杆菌、金黄色葡萄球菌、沙门氏菌、芽杆菌和曲霉等具有很强的杀灭能力。基于以上纳米 TiO$_2$ 的优良性能，它是目前最常用的光催化抗菌剂。

由于纳米二氧化钛的电子结构特点为一个满 TiO$_2$ 的价带和一个空的导带，在水和空气的体系中，纳米 TiO$_2$ 在低于 385nm 的紫外光照射下当电子能量达到或超过其带隙能时，电子就可从价带激发到导带，同时在价带产生相应的空穴，即生成电子（e$^-$）、空穴（h$^+$）对，在电场的作用下，电子与空穴发生分离，迁移到粒子表面的不同位置。光生空穴与催化剂表面吸附的 H$_2$O 或 OH$^-$ 反应生成强氧化性的羟基自由基 $\cdot$OH，光生电子与氧分子反应生成超氧离子自由基 $\cdot$O$_2^-$，进一步生成羟基自由基 $\cdot$OH 和 H$_2$O$_2$ 等活性氧类，发生一系列反应

$$H_2O + h^+ \longrightarrow \cdot OH + H^+ \tag{7-1}$$

$$h^+ + OH^- \longrightarrow \cdot OH \tag{7-2}$$

$$O_2 + e^- \longrightarrow O_2^- \tag{7-3}$$

$$\cdot O_2^- + H^+ \longrightarrow \cdot OOH \tag{7-4}$$

$$2 \cdot OOH \longrightarrow H_2O_2 + O_2 \tag{7-5}$$

$$2H_2O_2 + O_2^- \longrightarrow 2 \cdot OH + 2OH^- + O_2 \tag{7-6}$$

式中，e$^-$ 和 h$^+$ 分别代表晶体表面的光生电子和光生空穴。

这些活性氧通过氧化细菌体内的辅酶 A，破坏细菌的细胞壁（膜）的渗透性和 DNA 的结构，使电子传输中断等来发挥光催化抗菌作用[86,88]，如图 7-21 所示。TiO$_2$ 光催化杀菌是 $\cdot$OH 和其他活性氧类物质（$\cdot$O$_2^-$，$\cdot$OOH，H$_2$O$_2$）共同作用的结果[89]。综合国内外相关研究结果[90]，TiO$_2$ 的光催化杀菌机制主要以辅酶 A 氧化机制、细胞壁（膜）破坏机制和遗传物质破坏机制为主。

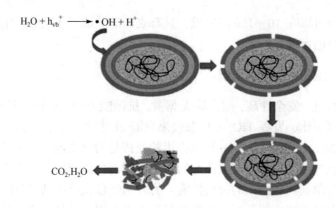

$$H_2O + h_{vb}^+ \longrightarrow \cdot OH + H^+$$

CO_2, H_2O

图 7-21　TiO_2 光催化抗菌原理示意图[89]

7.5.2.1　辅酶 A 氧化

微生物细胞是由 C、H、O、N 等基本元素通过化学键组合形成的有机体。活性基团氧化有机物质（如脂蛋白或核酸）的能力取决于它的标准氧化势能，而 TiO_2 经光照产生的 · OH 的最高氧化势能为 2.70V，比臭氧（E_0=2.07V）还高 30%，能够将细菌完全矿化。Matsunaga 等[91]通过在 TiO_2 粉末悬浮液杀灭大肠杆菌实验中证实光生空穴通过从辅酶 A 接收一个电子直接参与了辅酶 A 的氧化反应，使辅酶 A 通过双硫键键合为二聚体辅酶 A，由于辅酶 A 参与细胞呼吸过程的许多酶反应，细胞内辅酶 A 的氧化抑制了生物细胞的呼吸作用，使菌体死亡。

7.5.2.2　细胞壁（膜）破坏

微生物的细胞壁和细胞膜的一个重要特性就是半透性，这一特性确保微生物有选择性地允许物质出入细胞，以保证细胞正常代谢的进行。Saito 等[92]研究 TiO_2 对大肠杆菌的杀菌效果时发现，纳米 TiO_2 光催化杀菌是由 K^+ 的快速泄漏导致细胞渗透性紊乱，细胞壁降解，进而杀灭细菌细胞。整个杀菌过程分两步进行：首先是光催化产生的活性氧类攻击大肠杆菌的细胞壁，该过程速度较慢；然后进一步攻击细胞质膜，致使各自的半渗透性丧失，且细胞质膜的破坏导致了细胞内大分子颗粒的泄漏，最终使细胞失活。

7.5.2.3　遗传物质破坏

研究表明[93]，光照 TiO_2 产生的 · OH 或 H_2O_2 会导致 DNA 链中的碱基之间的磷酸二酯键的断裂，引起 DNA 分子断裂，进而破坏其双螺旋结构，DNA 双链由超卷曲结构逐渐转变为松散结构并最终完全变为直线型，细胞的 DNA 复制及细胞膜的代谢也被破坏。

7.5.3 影响纳米二氧化钛杀菌效果的主要因素

7.5.3.1 形貌结构

纳米材料的量子尺寸效应、表面效应以及催化性质之间有着密切的联系。光催化材料的微结构对于材料的纳米效应以及光催化性能有重要影响,如晶面活性、晶相、比表面积、孔径大小与分布等结构参数以及光催化材料的光谱响应范围和载流子分离的效率。因此,调节 TiO_2 的微观结构从而改善其光催化杀菌性能,已得到了广泛的共识。

迄今为止,已有多种结构纳米 TiO_2 材料被制备出来,如零维纳米粒子、一维纳米纤维、纳米棒、纳米管、二维纳米片等。纳米粒子由于比表面积大,表面能高,因此微粒极易团聚,从而影响抗菌效果,是制备纳米复合材料最突出的问题之一。相对于 TiO_2 纳米颗粒,一维纳米材料拥有较少的晶界,能够为光生电子提供有效的传输路径,从而能极大地提高电荷分离的效率,杀菌效果得到较大提升。由于晶体的各向异性,不同的晶面表现出不同的性质,对于锐钛矿单晶来说,它通常暴露热力学稳定的{101}面,因此制备出暴露高能面{001}的锐钛矿单晶具有重要性和挑战性。除此以外,具有分等级多孔结构的光催化材料不仅拥有大的比表面积,其介孔网络结构还提供了有效的扩散途径以及增强的光散射,因此在催化领域一直是人们关注的热点。

7.5.3.2 可见光响应范围拓展

TiO_2 由于禁带宽度较宽,仅能吸收利用太阳光中波长小于 387nm 的紫外光,而紫外光在太阳光中比例大约为 4%,可见光的能量却占太阳光能量的 46%。因此,要想从本质上提高的光催化活性,必须拓展它的可见光响应范围。研究表明,通过改善电子能带结构来拓展太阳光的吸收范围,包括金属非金属离子掺杂、两种或以上离子的共掺、与窄带隙半导体复合、贵金属沉积以及表面改性等,这些方法改善了电子的能带结构和表面结构,从而提高了太阳光的利用率以及光催化效率。

7.5.4 纳米二氧化钛的抗菌应用

7.5.4.1 杀菌

大肠杆菌为革兰氏阴性短杆菌,其细胞结构主要由脂多糖、磷脂和肽聚糖等构成。细胞壁能够维持细胞形状、防止渗透,细胞壁内侧的质膜是新陈代谢的重要中心，介于细胞壁和质膜中间的周质间隔含有一些酶和蛋白质，能缓冲和抵御外来物。TiO_2 光催化灭活大肠杆菌的主要过程如下[94]：

（1）光催化初期，大肠杆菌细胞壁首先断裂、破损，有少量溶液深入周质间隔，见图 7-22（b）。

（2）大肠杆菌质膜断裂、破损，周质间隔膨胀，TiO_2 聚合物粒子嵌入菌体。聚合物的嵌入，说明大肠杆菌细胞壁和质膜已经丧失维持渗透、抵御异物入侵的能力，见图 7-22（c）。

（3）细胞壁皱缩、断裂，质膜破损、溶解，周质间隔膨胀，细胞变形；类核区消失，细胞质和染色体凝聚。

（4）大肠杆菌外壁皱缩，严重破损，质膜溶解，细胞质凝聚，类核区解体，丝状染色质消失，菌体空化、死亡。

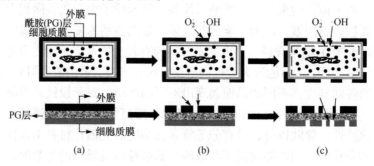

图 7-22　TiO_2 薄膜上大肠杆菌的杀菌过程示意图[94]

纳米 TiO_2 除了可以杀灭大肠杆菌外，也可以杀死水中的酵母菌、大肠杆菌、乳酸杆菌和葡萄球菌等病原微生物，因此被广泛应用于抗菌陶瓷、抗菌纤维、抗菌涂料等领域。

7.5.4.2　抑制生物膜形成

生物膜是微生物源性的附着在物体表面的微生物群落，其特征为细菌不可逆地附着在基底物、界面或细菌之间，被它们所分泌的细胞外基质所包裹，在生长速率和基因转录方面的表型有别于单个浮游细菌。由于生物膜内的细菌对抗菌剂的抵抗力高于浮游细菌，常规抗生素治疗对种植体相关感染常常无能为力。生物膜一旦形成目前尚没有很好的手段去消除。因此，寻找其他有效途径来阻止细胞膜的形成非常必要。研究表明，细菌在基底表面的早期黏附被认为是一个关键事件，因此一个重要的策略就是预防细菌的早期黏附。抗菌涂层特别是载抗菌剂的涂层是一个阻止生物膜形成的有效途径。TiO_2 抗菌剂在制备生物材料表面抗菌涂层方面非常有吸引力，因为它们具有许多优点，如良好的抗菌能力、优秀的生物相容性和令人满意的稳定性。赵领洲等[95]通过将银载入 TiO_2 纳米管获得种植体表面涂层，有效杀灭种植体周围浮游细菌，从而阻止细菌在种植体表面的黏附，降低或彻底消除种植体相关感染，提高牙种植体的寿命。

除此以外，海洋中的浸水物体表面常常会黏附着海洋污损生物，如藤壶、细菌、硅藻等，从而增加舰船航行阻力，破坏海洋生态链。微生物黏膜（又称细菌黏膜）的形成对大型污损生物幼虫的附着和变态有重要作用，通常微生物黏膜的形成利于大型污损生物的附着。Colwell 等[96]利用纳米 TiO₂ 优异的抗菌性能来防止海洋微生物的侵蚀与附着，可用于解决海洋生物附着的问题。已有研究表明[97]，纳米 TiO₂ 涂层可有效捕捉、杀灭海水中浮游的微生物，从而阻止微生物膜的形成，抑制海洋污损生物在舰船等涉水物体表面的附着。

7.5.4.3 抗癌

利用光治疗法，纳米 TiO₂ 颗粒还可以应用于抗癌作用研究。Lagopati 等[98]利用二氧化钛纳米颗粒具有的光诱导的特性，应用于光催化治疗癌症。研究表明，紫外光照射时 TiO₂ 纳米颗粒可以加速诱导细胞凋亡。为了提高 TiO₂ 纳米颗粒的抗癌效果，近年来发展利用 TiO₂ 纳米颗粒作为药物载体，然后加载抗癌药物以应用于药物释放杀癌细胞。例如，Chen 等[99]构建聚乳酸（PLA）-TiO₂ 纳米复合颗粒，然后连接抗癌药物及药物分子。研究表明，成功地构建了自组装纳米 TiO₂ 与 PLA 聚合物纳米复合材料，且可以有效地促进药物渗透和在目标白血病 K562 细胞表面上的积累。此外，Elena 等[100]在以上研究的基础上，通过连接器 3,4-二氧噻吩乙酸（DOPAC）把 5nm 的 TiO₂ 颗粒和白细胞介素-13 识别抗体相连，成功地构建出特异性的靶向复合颗粒。组成纳米复合颗粒与白细胞介素-13 表面特异性相结合，可见光下诱导过量的活性氧（ROS）的产生，介导癌细胞的凋亡。此研究中既提高了 TiO₂ 纳米颗粒的光治疗波长范围，又具有对癌细胞的靶向性，具有很好的应用前景。

创新发展具有可见光光催化抗菌活性的纳米 TiO₂ 抗菌技术，对于环境和生物医学的应用具有重要意义，也是抑制细菌生长的替代技术。由于纳米 TiO₂ 优异的理化特性及其有机污染物和微生物的矿化能力，自 1985 年以来，TiO₂ 的光催化杀菌技术一直处于活跃的研究状态。迄今为止，已经合成了多种改性 TiO₂ 基光催化剂，有效提升光催化抗菌性能。另一方面开发 TiO₂ 表面涂层技术是未来商业化的必由之路。同时，迫切需要制定一种用于光催化剂的光催化抗菌效率测试的标准方案，这对于目前评价 TiO₂ 抗菌性能具有规范作用。可以说，纳米技术的发展为设计更有效的光催化消毒系统，特别是可见光驱动消毒系统提供了巨大的机会，使用低成本可见光灯和太阳光实现足够高输出的光催化体系是非常有意义的。光催化杀菌技术在生物医药和环境整治中有重要的应用前景，但进一步的研究是必不可少的。

7.6 表面微纳拓扑结构与海洋仿生防污

7.6.1 海洋防污

海洋污损生物又被称为海洋附着生物，通常是指生长在海洋人工设施表面和船舶外壳的海洋动物、植物和微生物[101]。目前已知的海洋污损生物有 2000 多种，我国沿海就有 600 多种[102]。固体表面在温暖的海水中仅用几星期就可以附着 1 分米厚的各种生物体。当然，在较冷的海水中，附着的速度会慢些。当物体浸入海水后，有机碎屑就会黏附在其表面，形成一层可以改变物体表面静电荷和润湿性等性质的薄膜，这层膜是微生物附着、繁殖并形成微生物膜的基础[103]。接着细菌通过吸收和黏附两个过程附着在浸海物体表面，生长繁殖数小时后形成菌落，然后是单细胞真核生物、多细胞真核生物的附着，这些海洋生物构成了浸海物体表面的生物膜[104]。生物膜分为细菌层和硅藻层，细菌层有助于硅藻层的形成，而大型海洋污损生物则会优先选择带有硅藻层的浸海物体附着[105]。生物膜形成之后，大型海洋污损生物的幼虫和孢子游动接近具有生物膜的浸海物体时，便会经过表面接触、滑动、寻找适当位置、分泌黏液增强附着一系列生长变态过程附着于浸海物体表面，最终经生长繁殖过程形成海洋污损生物群落[106]，并且随着时间的推移，海洋污损生物群落的种类和结果不会发生变化[107]。

海洋污损主要涉及海洋移动物体、海洋浮动设施、浅海及潮水带等，如船舶、网箱、堤坝、水下桩柱等。海洋污损生物的附着会使船舶的速度降低、灵活性减弱、燃料消耗增加，使海中建筑和设施加速腐蚀，使海洋仪器信号失真甚至失灵，使海水养殖生物死亡等。此外，船舶航行会将新物种传播到世界各地海域，破坏生态平衡。全球海洋环境条件不同，且海洋污损生物种类多、数量大，使得防除海洋污损生物（海洋防污）成为世界性的难题和研究热点[108]。

比较成熟的海洋防污技术主要是依靠向海水渗出毒料来防止污损生物附着。自国际海事组织（IMO）2008 年全面禁用含有机锡类防污剂的防污涂料以来，氧化亚铜和各种辅助防污剂构成了在市场上占主导地位的海洋防污剂体系。但由于铜元素会在海洋中(特别是海港)大量积聚而污染海洋环境，最终也将被禁用[109]。虽然已经开发出了一些环保型防污剂，如美国 Rohm & Haas 公司开发的 SEA-NINE 211 中的活性组分 4,5-二氯-2-正辛基-4-异噻唑啉-3-酮，以毒性小、对环境友好著称，但近期研究显示其对生态系统产生的毒性影响不容忽视[110]。

7.6.2 海洋防污表面微纳结构的仿生设计

自然界中的生命通过近 40 亿年的进化具备了许多优异而独特的功能，一些生物体具有独特的微纳结构，赋予了其特殊的表面性能。例如，鲨鱼终日生活在海水中，但是其皮肤表面却不附着任何污损生物。在扫描电子显微镜下可观察到鲨鱼表皮覆盖了一层鳞片，鳞片为盾鳞，排列紧凑有序，呈齿状，齿尖趋向同一方向，前后相邻的鳞片在边缘部位有重叠现象并有序排列。鲨鱼盾鳞的径向长度通常在 1mm 以内，每个鳞片上有 3～5 条径向的肋条，形成沟槽结构，沟槽宽度在50μm 左右，如图 7-23 所示。近年来，美国科学家用一种塑料与橡胶合成的材料PDMSe 制备新型仿鲨鱼皮涂层，其表面由数十亿个细小的菱形突起组成，每个小菱形突起约 15μm（图 7-24），表面的突起会随着电流强度的变化而膨胀或收缩[111]，设想使这种材料应用于船体表面能有效地防止淤泥和其他生物对船体的黏附。在实验室测试中，它能使舰艇底与侧部常见的藻类和石莼等海底生物孢子的沉降率下降 85%，效果非常明显[112]。

虽然并不是所有的粗糙表面都能够抑制污损生物的附着，而且有些粗糙表面与光滑表面相比，能够显著增加表面污损生物的附着，但研究发现，如果材料表面具有高度规则且尺寸合适的微观结构，表面的生物黏附就会大大减少[113]。合适表面微观结构的存在，会影响许多细胞[114]和细菌[115]、藻类孢子[116]和无脊椎幼虫[117]等有机体的附着，从而抑制生物污损的发生。关于具有海洋防污功能的表面微观形貌特征规律的研究主要集中于 ERI（engineered roughness index）指数、附着点理论、表面的湿润性三个方面。①基于附着点理论，总结出抑制石莼孢子附着表面的微观形貌特征（图 7-25）：石莼孢子必须被迫停留在突起的微结构上，不能进入凹陷区域即微结构之间的间距中，即石莼孢子不能整个稳定存在于单个微结构体上；如果石莼孢子横架于两个结构体之间，孢子必须不能接触到它们之间的凹陷区域，即附着点的数量必须降到最少[118,119]。具有防污性能的表面微观结构的尺度与目标污损生物或它们的附着敏感器官的尺寸相关。而海洋污损生物种类繁多，其机体尺寸差异很大，从不足 1μm 的细菌到 5μm 左右的绿藻类孢子再到约 200μm 的管蠕虫幼虫和约 500μm 的藤壶金星幼虫（图 7-26）。所以目前研究较多的单一表面微观结构仅能防止一种或几种尺寸相近的污损生物的附着。James等[120]尝试用两级表面微观结构达到同时抑制藤壶金星幼虫和绿藻石莼孢子两种污损物的效果（图 7-27）。除了要考虑目标污损生物的总体尺寸之外，还必须考虑它们的附着敏感器官（如藤壶金星幼虫的小触角和绿藻石莼孢子的敏感部位）的尺寸范围和功能。海洋污损生物的附着敏感器官大多数情况下被用来探索、行走和感觉表面，它们在污损生物的附着过程中发挥了至关重要的作用。②用一个新的物理量——ERI 描述表面微结构尺寸、几何形状和粗糙度，并对石莼孢子附着的影响进行了评价，发现孢子附着与 ERI 存在间接的相关性[121]。③表面微观结构改变材料表面的湿润性，而润湿性与生物黏附之间存在相关性。将微观结构和表面能调整到合适程度，可以使表面达到最不利于有机体黏附的特定润湿

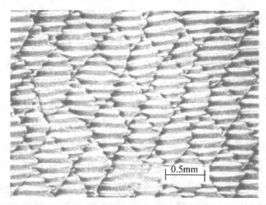

图 7-23　鲨鱼表皮沟槽状鳞片

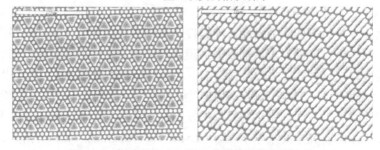

图 7-24　仿鲨鱼皮表面结构的新型船体防护涂层

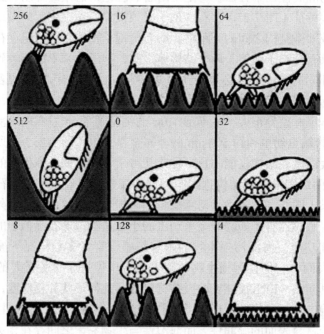

图 7-25　藤壶金星幼虫的微结构表面附着实验研究

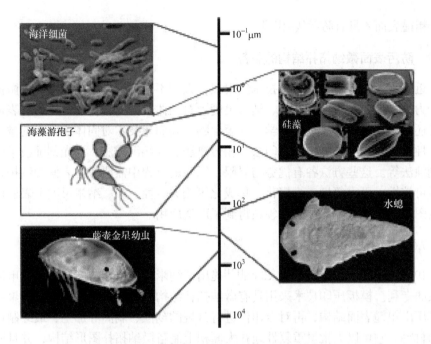

海洋细菌

10^{-1}μm

10^0

硅藻

海藻游孢子

10^1

10^2

水螅

藤壶金星幼虫

10^3

10^4

图 7-26　几种典型污损生物机体尺寸示意图

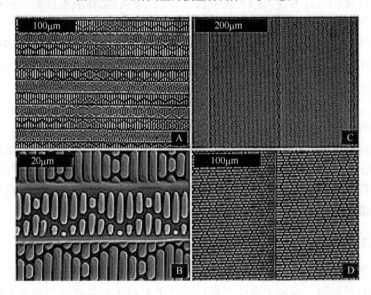

100μm

200μm

A

C

20μm

100μm

B

D

图 7-27　分级表面微结构光学（A、C）和扫描电镜（B、D）显微图

性[122]。如果将生物黏附的基底微观结构（包括尺寸、形状、间距、高度等）和表面能调整到合适程度，使表面达到特定的润湿性，而这个表面润湿性条件最不利于有机体黏附，那么其表面的生物黏附就可达最少。也有学者认为只有纳米量级的非

润湿粗糙表面才具有防污效果[123]。

7.6.3　防污表面微纳拓扑结构的制备

近几十年来随着纳米科学技术的发展，人们不但可以借助扫描电子显微镜和原子力显微镜等先进仪器在微、纳米尺度上对固体表面的结构和性质进行表征，而且还可以通过各种物理、化学，甚至生物的表面化技术对固体表面上的微观结构和性质进行调控，如模板压印法、相分离法、气相沉积法、激光刻蚀技术以及软刻蚀法等。这些方法各有优势与局限，制备的过程中需要考虑表面微纳拓扑结构的可控性、可重复性、规模化、集成化等相关特性。微、纳米尺度上表面微加工或图案化已逐渐在海洋防污领域得到了广泛应用。

7.6.3.1　模板压印法

1995 年，普林斯顿大学的 Chou[124]提出了纳米模板压印法的概念并且申请了相关的专利。模板压印技术采用具有微纳拓扑结构图案的模具将基片上的聚合物薄膜压出粗糙表面结构，再对压印件进行常规的刻蚀、剥离等加工，最终制成所需的材料。它可以大批量重复性地在大面积上制备微纳拓扑图形结构，并且所制出的结构具有相当好的均匀性和重复性。该技术具有制作成本极低、简单易行、效率高等优点。

中国科学院的冯琳等[125]在 2002 年对传统模板法进行了改进，以多孔氧化铝为模板，在一定压力的作用下将一定浓度的聚合物溶液挤出并干燥，得到了阵列聚丙烯腈（PAN）纳米纤维，纤维表面不经任何修饰就具有超疏水性，接触角高达 173.8°。该方法打破了传统上只能利用疏水材料才能得到疏水表面的局限性，扩大了制备材料的应用范围。

Shang 等[126]在 2005 年用直径为 200nm、长为 10μm 的聚碳酸酯微孔膜作模板，放在由正硅酸乙酯及甲基丙烯酰氧基三甲氧基硅烷（MPS）配制好的溶胶上，利用毛细管作用将溶胶吸入微孔中，溶剂蒸发后经 500℃热处理去除模板，得到均一竖直排列的纳米棒状表面。

7.6.3.2　相分离法

相分离法是通过改变条件使溶解状态的成膜材料从溶液中聚沉出来，从而获得结构孔膜形状的一种加工方法。相分离法主要用于制备高分子超疏水微孔膜表面，该方法制备的微孔膜结构机械强度和热稳定性较好，其缺点是成本高、操作难度大。

Nakajima 等[127]于 2000 年采用溶胶-凝胶过程中相分离的方法制备了四乙基正硅酸盐（TEOS）透明膜，然后用氟硅烷对其表面进行修饰。这种微孔膜拓扑结构表面的接触角大于 150°，实现了良好的疏水特性。

7.6.3.3 气相沉积法

气相沉积法是将两种或两种以上的气态原材料导入一个反应室内，通过反应形成一种新材料，沉积到基体材料表面上而形成微结构表面。气相沉积法基体可选用多种材料，包括大多数的绝缘材料、金属及金属合金材料。该方法的突出优点是：残余反应物为气体，能够完全离开反应体系，得到的基体沉积物纯度较高，无须高温高压。然而气相沉积法制得的微结构分布不均匀，形状不规则，并且在制备过程中必须使用催化剂。目前这种方法的主要研究方向是通过控制基体材料上催化剂的排列方式来控制生成的基体沉积物的结构，形成具有超疏水润湿特性的材料。

Neumann 等[128]利用气相沉积法在硅片表面沉积正三十六烷，正三十六烷的表面能极低，配合其表面随机分布的微米–纳米级复合结构，使所制备的表面具有很大的接触角和很小的滚动角。这种正三十六烷超疏水表面的特点是化学稳定性和润湿性稳定性高。

7.6.3.4 激光刻蚀技术

光刻技术的应用范围非常广泛，早在 20 世纪 80 年代人们就将光刻技术应用于表面微加工，目前该领域研究的热点是利用激光刻蚀修饰与制备微结构表面材料。激光刻蚀技术是采用高能脉冲激光束对硅片表面进行扫描，得到具有一定宽度和深度的细微结构，再进一步修饰表面涂层从而得到具有润湿特性的材料。激光刻蚀技术具有非接触、无污染、精度高、可控性强等特点。虽然随着激光器质量的提高和控制系统的改善，激光刻蚀技术的研究越来越深入，但目前尚未实现硅片本体材料表面的超疏水性能，在研究过程中激光刻蚀技术对于材料润湿特性的定量研究还有待进一步加强。

2005 年管自生和张强[129]采用多波段脉冲激光刻蚀技术，在硅板表面刻蚀了具有不同宽度和深度的微槽形貌，并对样品表面进行了氟硅烷处理。研究结果表明，在硅表面刻蚀微槽深度一定的条件下，刻蚀微槽越宽，接触角越小；在硅表面刻蚀微槽宽度一定的条件下，刻蚀微槽越深，接触角越大，最大可达 165°。

7.6.3.5 软刻蚀法

软刻蚀法是一种基于光学以外效应的微制造技术，能够借助于"图形转移元件"把用昂贵设备生成的微图形用简便而又精确的方法复制出来。该方法制作成本廉价且简便易行，便于推广，能够适应具有微结构表面大规模制作的要求。其缺点是制作模板需要使用比较昂贵的电子束刻蚀或其他先进微加工技术。

20 世纪 90 年代，美国哈佛大学 Whitesides 研究小组[130]率先提出软刻蚀的概念与制备工艺。2003 年 Neelesh 和 Patankar 研究组[131]对软刻蚀法进行完善，他们利用自旋涂感光树脂 SU8-25 做成模型，然后将固化剂与聚二甲基硅氧烷（PDMS）合成的预聚物混合剂灌注在模型上，经真空干燥处理后，将 PDMS 复制品从模型剥落即得到一种具有不同尺寸方柱结构的规则微纳结构表面，测得其静态接触角最大可达 166.5°。

美国佛罗里达大学材料科学与工程系的 Brennan 研究小组[132]通过光刻技术在硅片上刻蚀出具有一定规则的微结构，然后通过软光刻技术中复制模塑的方法制备出具有微米结构的聚二甲基硅氧烷弹性体材料，脱模分离后通过原子显微镜探针进一步在微米级沟槽上刻出纳米结构。美国的 Genzer 等[133]用紫外臭氧法对拉伸的 PDMS 弹性体表面进行改性，使其表面活化，出现羟基、羧基等亲水性基团，然后再利用化学气相沉积法进行表面接枝聚合，最后撤去拉伸外力，制备出接枝密度更高的表面微观结构。我们以鱼皮等海洋生物表面为模板，大面积复制了鱼皮等表面微观结构（图 7-28），结果表明复制的鱼皮具有和模板结构一致的表面微观形貌。在低表面能的 PDMS 材料表面复制的马面鲀的绒毛结构，不仅具有与生物表面一致的结构，而且还大大增加了表面的疏水性（马面鲀的绒毛结构使有机硅 PDMS 静态接触角从光滑表面的 102°增至 170°）（图 7-29）。

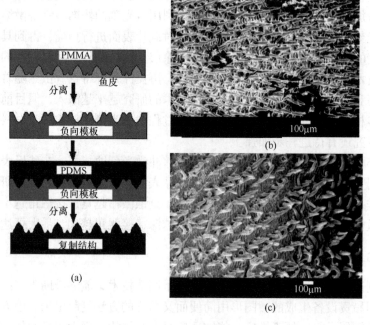

图 7-28　模板技术流程图（a）及马面鲀表面（b）和复制结构（c）

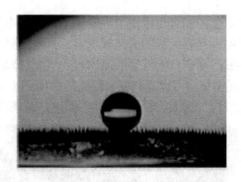

图 7-29　复制的 PDMS 表面接触角

7.7　鲨鱼皮效应与减阻微纳非光滑表面的仿生设计

船舶在航行时，由表面摩擦所引起的阻力占总阻力的 70%～80%，在高速运动时，摩擦阻力约占总阻力的 40%。现代民用飞机在飞行时表面摩擦阻力几乎占总阻力的 50%，管道运输中 80% 以上的能量消耗在表面摩擦阻力上[134]。显然，减小运动物体表面与流体之间的摩擦阻力对于设计和制造流体输送设备、交通工具等都是非常必要的。设计和制备具有减阻功能的新材料是实现节能降耗的重要途径之一。

有关减阻的研究可追溯到 20 世纪 30 年代，但直到 20 世纪 60 年代中期，研究工作一直集中在减小表面粗糙度上，隐含的假设是光滑表面的阻力最小[135]。1936 年英国生物学家 James Gray 通过计算发现，当海豚以平均 20 节泳速游动时，其理论做功能耗是实际摄食能量的 7 倍，这就是著名的格雷悖论（Gray's paradox）[136]。问题的提出引发了对海洋大型快速游泳动物减阻仿生学的研究。20 世纪 70 年代 NASA 兰利研究中心[137]发现，顺流向的微小沟槽（肋条）表面能有效地降低壁面摩阻，且具有一定尺度的三角形（V 形）沟槽为最佳减阻沟槽几何形状。该发现彻底突破了表面越光滑阻力越小的传统思维方式，沟槽减阻成了湍流减阻技术研究中的焦点。其后，鲨鱼由于其盾鳞表面肋条结构（也称为沟槽结构）为刚性结构并具有规律排列的特性，便于模仿，逐渐成为减阻仿生学中的主要研究对象。

7.7.1　鲨鱼皮效应

海洋中的鲨鱼在漫长的进化中获得了优异的减阻能力。德国科学家[138]通过对鲨鱼皮肤的细致观察和研究发现，鲨鱼皮肤的表面布满了 V 形肋条，具有典型的冠状结构，每一块冠状组织（盾鳞）上有几条径向沟槽，在指向尾部的尖头处中止，如图 7-30 所示。Reif[139]教授研究了 40 多种不同生长阶段的鲨鱼，发现当鲨鱼快速游动时，表皮上有精细间隔的鳞脊，鳞脊间有圆谷，鳞脊的排列基本上与流动方向平行，鲨鱼皮上的鳞脊可以使边界层稳定，以减小快速游动阻力。对鲨鱼皮的结构及其减阻原理已有大量的研究和探索，目前得到认同的观点是：鲨鱼皮表面的肋条结构能够改变表皮附近层的流体运动状况，抑制和延迟湍流的发生，从而实现减阻；三维互锁结构可以起到稳定层流的作用，以达到更好的减阻目的。鲨鱼皮肤的"鲨鱼皮效应"为人类提供了非常完美的减阻模板[140]。

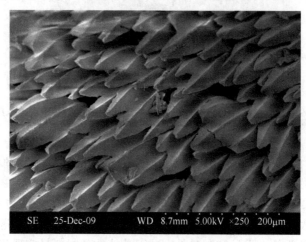

图 7-30　鲨鱼皮表面的肋条结构

7.7.2　鲨鱼皮盾鳞肋条结构的减阻机制

流体低速流动时，与流体接触的表面越光滑，所受阻力越小。然而，在高速流体流动状况下，光滑平板表面上湍流边界层中的压力和速度存在着严重的不均匀分布，导致流体阻力增加和动量交换损失；相反，仿鲨鱼皮盾鳞肋条结构的沟槽表面能改善流经它的湍流边界层的流体结构和流动状态，因而较光滑表面具有更好的减阻效果[141，142]。到目前为止，相关的流体力学研究对肋条结构的减阻机制已经给出了多角度的解释[143]。

7.7.2.1　减小剪切压力

Choi 等在肋条结构减阻实验中发现，当流体沿肋条延伸方向流动时，由于肋条结构中肋条的间距小于湍流流体中径向涡旋的横向宽度，大多数径向涡旋不能进入沟槽的内部而处于肋条结构的上方，只与肋条尖顶发生小面积接触，因而显著减小了对沟槽内壁的剪切压力[144]。Lee 等进行的流体结构可视化研究得出，处于沟槽中间的流体比外部的流体平静。在贴近肋条结构的湍流亚层中，流体的波动速度和湍流动能的数值也相对较小[145]。因此，肋条结构表面通过减小与流体的有效摩擦面积和摩擦强度，从而有效减小了流体的剪切压力。

7.7.2.2　阻滞横向涡旋

径向涡旋在下冲运动时会与肋条尖顶发生接触，使得涡旋的横向扩张受到肋条结构的阻滞，进而使其径向的伸长扩张同样受到限制，从而减少了浊流边界层中流体的动量损失，降低了表面摩擦阻力[146]。Bechert 和 Bartenwerfer 发现肋条的尖顶在这一过程中起主要作用[147]。在测试平板上方一定距离，一个三维的浊流涡旋分别施加在流体流动方向（径向）与横向的剪切压力在强度上有很大差异。由于径向流的起始点接近沟槽底部，而横向流的起始点接近肋条的顶端，因而受到的剪切压力相应较大，导致浊流涡旋横向流动的强度被削弱[148]。

7.7.2.3　诱发次级涡旋

研究发现，肋条尖顶与流体的相互作用可形成与径向涡旋旋转方向相反的次级涡旋，进一步推测次级涡旋可削弱径向涡旋的强度，阻碍与流体流动方向垂直的横向波纹的形成，从而降低流体横向的动量交换，减少能量损失[149]。Suzuki 等[150]和 Lee 等[151]的研究证实，在肋条尖顶的附近确实有次级涡旋产生，并且肋条结构能阻止浊流流体动能自径向向横向的转换。Djenidi 和 Antonia 的研究进一步表明，次级涡旋本身引起的阻力对减阻效果的影响相对较小[152]。

7.7.2.4　防止流体分离

快速鲨鱼在水中游动时胸鳍上侧面会承受较大的逆压。研究表明，此处盾鳞的中央肋条多呈 V 形，尖端指向流体方向，这种 V 形肋条结构能够产生较强的浊流以维持流体的附着，防止流体分离，从而减少压差阻力[153]。

研究发现，在鲨鱼体表的不同部位，盾鳞肋条的攻角（流体流向与肋条排列方向的夹角）是不同的。组织解剖证据表明，鲨鱼的表皮中富含神经末梢和感受器，在体表不同部位，压力感受器的数量与流经此处的流体速度存在对应关系[154]。在高速游动时，短鳍灰鲭鲨和丝鲨等快速鲨鱼能够感受流速及相应压力变化，通过增加表皮的紧张度进而改变其中胶原束的螺旋方向[155]，从而改变盾鳞的攻角，达到产生涡流、防止流体分离的目的[156]。

7.7.2.5　盾鳞的覆瓦排列

盾鳞多呈覆瓦状排列构成一个整体，盾鳞下的半封闭空间对减阻有利[156]：①从半封闭空间喷射出来的流体能够减轻边界层中流体压力的失真程度；②半封闭空间能容纳横向流动的流体，因而能平衡因为流体射出而形成的压力差异。

7.7.3 影响沟槽面减阻效果的因素

7.7.3.1 沟槽截面的几何形状

沟槽形态不同，对湍流拟序结构的扰动也就不同。水下风洞的阻力测量实验[157]表明，锐利的槽峰能带来减阻效应，且三角形沟槽的减阻效果优于矩形、梯形和上/下凹半圆形。而在对三角形、扇贝形和刀刃形 3 种沟槽表面流场的数值计算实验[158]中，通过分析同一流态中沟槽表面的剪应力、速度场及涡量，发现三角形沟槽减阻效果最差，刀刃形减阻效果最佳，同时沟槽顶角越小，沟槽谷底间距和沟槽表面形状曲线的斜率越大，则二次涡被抬得越高，层流底层厚度越大，沟槽对湍流拟序结构中流向涡的展向涡卷影响越大，沟槽表面减阻效果就越好。这为设计减阻沟槽表面提供了参考依据。

7.7.3.2 沟槽的无量纲尺寸

除了沟槽的几何形状外，沟槽无量纲间距与沟槽面减阻效果也密切相关。在具有减阻效能的沟槽面上，沟槽的无量纲尺度与流向涡的平均尺度应相当或更大，以使大部分流向涡因无法进入沟槽而保持在沟槽面上部，只有有限表面积暴露于流向涡诱导的具有高剪切率的流体中[159]。对称三角形沟槽的高度 h 和间距 s 的无量纲尺寸 $h^+ \leqslant 25$ 和 $s^+ \leqslant 30$ 时具有减阻特性，减阻效果最佳时沟槽的尺寸为 $h^+ = s^+ = 15$，这时可减阻 8%[160]。阻力特性曲线在较小 s^+ 范围内呈逐渐下降趋势，而在较高 s^+ 范围内呈上升趋势[157]。从应用角度讲，小高横比的沟槽结构更有利，它可在更宽的操作范围内获得阻力减小的效应[161]。

7.7.3.3 沟槽尖峰圆角半径

在实际生产加工中，由于铣床、刀具等器械加工方法的缘故，带有尖峰形状的沟槽的沟谷和尖峰一般都存在一定的圆角，不同半径的圆角对湍流边界层拟序结构和减阻效果的影响程度也不相同。实验发现，梯形沟槽加工中出现截面峰部两肩稍钝，有一定的弧度，在极小范围内减阻，在其他范围内增阻，而上凸半圆形的槽峰圆角使表面总阻力表现为增大的趋势[157]。采用雷诺平均 N - S 方程和 RNG k - ε 湍流模型进行数值计算[162]的结果表明，沟槽尖峰处的圆角半径越小其减阻效果越好，最大减阻率可达 6.6%，而当尖峰圆角半径达到 $h/2$ 后，三角形沟槽就几乎没有减阻效果。研究还进一步提出，沟槽的尖峰与涡场的作用会导致尖峰处局部壁面摩擦阻力增大，削弱了沟槽侧壁中下部产生的减阻效果，但是极小的尖峰圆角半径使沟谷处速度梯度变小的作用占主导地位，故沟槽面的减阻效果会随着沟槽尖峰处圆角半径的变小而增加。

7.7.3.4 流场情况

流场的不同区域、流场压力梯度对沟槽减阻也产生一定的影响。沟槽表面流场与平板表面流场结构在近壁区存在较大差异，但在较远的外流场基本相同，可见外部流场与沟槽表面的相互影响主要存在于近壁区[163]。在小压力梯度下，沟槽表面仍然具有减阻效应，效果与零压力梯度时相比基本不变[164]；在中等或强压力梯度下，沟槽面减阻效果依然存在[164,159]或是将渐趋不明显[165]还存在争论。在逆压梯度下，沟槽板的减阻效果得到明显增加，其 13%的减阻量比相应的零压梯度情形多出约 7%[166]。

除以上 4 类影响沟槽减阻效果的主要因素外，有文献提出沟槽自身的不同部位表现出不同的减阻效果，壁面剪切应力在沟槽面上从底部到顶点逐渐变大，沟槽的减阻作用主要集中在凹槽内部，而在沟槽顶点附近并没有减阻效果[167]。关于沟槽相对流场的放置方式和其减阻性能的关系方面，传统观点认为顺流向沟槽减阻效果良好而横向沟槽减阻效果不明显[168]，但也有报道指出悬挂式天平实验测得垂直流向放置的小尺寸沟槽能获得高达 10.2%的减阻效果[169]。

7.7.4 仿生减阻微纳非光滑表面的设计

肋条结构仿生材料模型的设计开发对材料工艺和设计方案提出了很高的要求。早期开展的肋条结构减阻机制研究中，Walsh 等设计并测试了多种不同沟槽形态的模型，结果表明，沟槽横截面为 V 形或 U 形模型的减阻率均高达 8%[170,171]。Lee 等在 2001 年设计的模型中仅含有两个形态为下凹半圆形的沟槽，对流经沟槽的流体结构进行了可视化分析，以研究可能的减阻机制[151]。伴随减阻机制研究和制作工艺的进步，仿生材料模型的设计出现材料与构型的多样化以及结构参数的可调化等特征。Bechert 等[172,173]设计开发的肋条结构仿生材料模型，如图 7-31所示，测试结果表明它们具有良好的减阻效果。

盾鳞肋条结构仿真模型（图 7-31（a））采用聚苯乙烯材料，逼真模仿双髻鲨盾鳞形状并经 100 倍放大制成。盾鳞的松紧度与肋条攻角均可调节，在油洞（输油管道）测试中的最高减阻率为 3%[172]。环氧树脂型肋条平板模型（图 7-31（b））表面共有 365000 个鳍状肋条，肋条交错排列，横向间距为 0.5mm，在风洞测试的最高减阻率约为 6%。二维刀刃式肋条结构模型，模型平板上平行排列着长条钢制刀刃，刀刃间为方底沟槽，在油洞测试中获得的减阻率高达 9.0%。三维刀刃式肋条结构模型（图 7-31（c））由二维刀刃式肋条结构模型改进而成，在原有刀刃之间的方底沟槽中央再添加一道刀刃，刀刃长度为刀刃间距的 1.5～3 倍。在油洞测试中，其最高减阻率为 7.3%[173]。刀刃式肋条由平板缝隙自下而上插入，下端则被固定于下方平行平板。通过调节上下两板间的距离，能在测试过程中改变刀刃式肋条的高度，并可通过选择不同形态的刀刃改变肋条的长度和形状[15,40]。

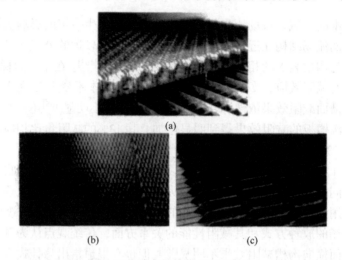

(a)

(b)   (c)

图 7-31　肋条结构仿生材料模型

（a）盾鳞肋条结构仿真模型；（b）环氧树脂型肋条平板模型；（c）三维刀刃式肋条结构模型

作者课题组[174]设计了两种不同尺寸下三种不同顶角的沟槽模型，沟槽形状和尺寸如表 7-2 所示。模型中相邻沟槽的顶点间距为 s ，沟槽的高度为 h ，沟槽顶角为 α ，模型沟槽长度为 l ，三角形沟槽底边长度为 l_0 。经流场数值模拟与分析结果表明：沟槽间距 $s=100\mu m$ ，峰高 $h=50\mu m$ 和沟槽间距 $s=60\mu m$ ，峰高 $h=30\mu m$ 的三角形沟槽在 6～26m/s 的常见流速范围内均有不同程度的减阻效果。沟槽表面在较低的来流速度下具有较好的减阻效果，小尺寸沟槽的减阻效果略优于大尺寸沟槽，且具有较锋利顶角的沟槽的减阻率较高，实验所涉及模型范围内计算所得的最大减阻率为10.81%。微沟槽非光滑表面的减阻效果取决于来流速度、沟槽间距和高度尺寸及沟槽尖峰形状三者的共同作用。

表 7-2　实验所用沟槽模型参数

模型编号	s /μm	h /μm	α / (°)	形状示意图
1	100	50	30	
2	100	50	60	
3	100	50	90	
4	60	30	30	
5	60	30	60	
6	60	30	90	

7.8 荷花效应与纳米材料表面润湿性设计与应用

荷叶自古以来就被赋予"出淤泥而不染"的美誉，这是其表面的自清洁能力所产生的效果，水在荷叶表面可以形成近似球形的水滴且极易在其表面上滚动滑落从而将灰尘等污物带走，因此这种以荷叶为代表的自清洁性质被称为"荷花效应"。这种自清洁的现象引起了人们的广泛关注，德国科学家 Neinhuis 和 Barthlott 通过长期研究发现[175,176]，荷叶等植物的自清洁性质是由其表面上的微米级的乳突所形成的粗糙表面以及表面疏水的蜡状物质共同引起的。荷叶表面存在着微米级乳突结构使其具有较大的接触角（contact angle，CA）及较小的滚动角（sliding angle，SA），如图 7-32 所示，乳突的平均直径为 5～10μm。近年来的研究发现[177]，荷叶的微米级乳突结构上还存在着纳米级的复合结构，正是这种微–纳米的复合结构导致荷叶表面超疏水的同时还使水在其表面具有很小的滚动角。因此，这些自清洁表面和水的接触角均大于 150°，同时具有较小的滚动角（<10°），即具有超疏水性；表面所沾染的灰尘或杂质可以很容易地被滚落的水滴带走而不留下任何痕迹，即具有很强的抗污能力，如图 7-33 所示。可见，具有自清洁能力的荷叶表面的微观结构实际上是一种微–纳米的分级复合结构，仿制这种复合结构，可以人工制备各种超疏水的自清洁表面。例如，采用模板法对荷叶植物表面的结构进行复制，可以得到具有超疏水、自清洁的聚二甲基硅氧烷（PDMS）表面。

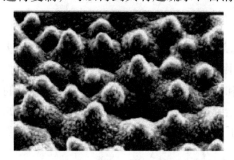
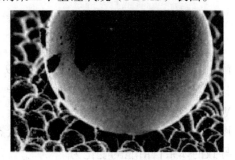

图 7-32　荷叶表面的乳突结构　　　　图 7-33　水滴在荷叶表面滚落时带走污物

超疏水表面具有广泛的应用前景，例如，将超疏水表面覆盖于室外的天线或玻璃上，可以有效地减少雨雪覆盖污染导致的通信故障；用于船舶表面，可以有效减少水中行驶的阻力，并能防止污损生物的附着；将其涂覆于微流控管道中，可以降低液体流动时的阻力等。

7.8.1　润湿性理论

影响润湿性的因素主要有表面化学能和表面微结构，通常采用接触角来衡量液体的润湿性。接触角是指气、液、固三相交界处的气–液界面和固–液界面之间的夹角 θ，是润湿程度的重要量度。固体表面液滴的接触角是气、液、固界面之间表面张力平衡的结果，液滴的平衡使得体系的总能量趋于最小，因此液滴在固体表面上处于稳态（或亚稳态）。对于由同一物质所组成的理想光滑表面，可以采用 Young 方程表示接触角，而对于由非单一物质所组成的粗糙表面，则根据液体固体之间的浸润关系，可以选择 Wenzel 方程和 C-B 方程表示接触角。

7.8.1.1　光滑表面的 Young 方程

接触角和表面能之间的关系可以通过 Young 方程来描述[178]

$$\gamma_{SV} = \gamma_{SL} + \gamma_{LV}\cos\theta \qquad (7\text{-}7)$$

或

$$\cos\theta = \frac{\gamma_{SV} - \gamma_{SL}}{\gamma_{LV}} \qquad (7\text{-}8)$$

式中，γ_{SV}、γ_{SL} 和 γ_{LV} 分别代表固–气、固–液和液–气界面的表面张力；θ 代表平衡接触角，又称为材料的本征接触角。Young 方程描述的是在光滑平坦的表面上液体和固体接触后表现出来的接触角，是研究固–液润湿作用的基础，是判断润湿性能的重要依据。

7.8.1.2　粗糙表面的 Wenzel 方程

当液体处于粗糙固体的表面上时，液滴在固体表面的真实接触角基本是无法测量的，实验所测的是其表观接触角 θ_r（图 6-28 所示）是不符合 Young 方程的。1936 年，Wenzel 通过热力学关系推导出和 Young 方程类似的关系式，即著名的 Wenzel 模型方程[179]。Wenzel 假设液体始终能够填满粗糙表面的所有凹槽，如图 6-29 所示，在恒温、恒压的平衡状态下界面接触线产生微小变化 dx，由此所导致的体系自由能的变化为

$$dE = r(\gamma_{SL} - \gamma_{SV})dx + \gamma_{LV}dx\cos\theta_r \qquad (7\text{-}9)$$

式中，dE 为界面微小移动 dx 所需的能量。当平衡时 $dE=0$，可以得到

$$\cos\theta_r = r(\gamma_{SV} - \gamma_{SL})/\gamma_{LV} \qquad (7\text{-}10)$$

将其和 Young 方程比较可得

$$\cos\theta_r = r\cos\theta \qquad (7\text{-}11)$$

称为 Wenzel 方程。式中，θ_r 是粗糙表面的表观接触角，r 为粗糙度，定义为实际的固–液接触面积和固–液接触表观面积的比值，可见 $r\geqslant1$。

Wenzel 模型表明，粗糙表面使得实际上的固–液接触面积大于表观接触面积，粗糙表面的存在实际上增强了固体表面的亲（或疏）水性，即表面粗糙度的增加会使亲水物质更加亲水，疏水物质更加疏水。

7.8.1.3　粗糙表面的 Cassie-Baxter 方程

如果粗糙固体表面组成并不均匀，液体在表面上展开时需要克服一系列起伏不同造成的势垒，当液体振动能小于这个势垒时，液滴就不能到达模型所需的平衡状态而处于某种亚稳定平衡态。例如，液滴和粗糙固体表观接触面处既有固–液相又有固–气相，此时 Wenzel 方程就不适用了。Cassie 和 Baxter[180]在 Wenzel 理论的基础上提出了将非均匀的粗糙表面假设为一个复合表面，液滴在其上的接触是一种复合接触。假设粗糙固体表面由两种物质组成，两种物质都以极小的面积均匀分布在固体表面上，且每一个小面积均远小于液滴和固体接触的表观面积。两种物质的本征接触角分别为 θ_1 和 θ_2，在单位面积上所占的比例分别为 f_1 和 f_2，可见 $f_1 + f_2 = 1$，所以当液滴和固体表面接触时，表观接触面积上两种物质的面积比为 $f_1 : f_2$，如图 6-30 所示，在恒温、恒压的平衡态下，界面接触线产生微小变化 dx，由此所导致的体系自由能的变化为

$$dE = f_1(\gamma_{SL} - \gamma_{SV})_1 dx + f_2(\gamma_{SL} - \gamma_{SV})_2 dx + \gamma_{LV} dx \cos\theta_r \tag{7-12}$$

式中，θ_r 是粗糙表面的表观接触角，当 $dE=0$ 平衡时，有

$$f_1(\gamma_{SV} - \gamma_{SL})_1 + f_2(\gamma_{SV} - \gamma_{SL})_2 = \gamma_{LV} \cos\theta_r \tag{7-13}$$

和 Young 方程比较可得

$$f_1 \cos\theta_1 + f_2 \cos\theta_2 = \cos\theta_r \tag{7-14}$$

上式称为 Cassie-Baxter 方程，简称 C-B 方程。式中，θ_1 和 θ_2 分别是液滴在两种物质表面的本征接触角；f_1 和 f_2 分别是两种物质在液滴表观面积下所占的比例（$f_1 + f_2 = 1$）。

7.8.2　接触角滞后现象

一般来说，接触角越大其表面疏水性越强，图 7-34 中三种不同表面的接触角依次减少，疏水性依次减弱。如果将基底倾斜一个很小的角度，（c）中的液滴会直接滑落，而（a）、（b）中的液滴则要经过形变后下滑，或者不会下滑，可见静态接触角和动态接触角的区别，对于疏水性自清洁表面来说，必须考虑液滴在微小作用力（重力分量）下的运动情况，即动态的润湿性的接触角滞后现象。

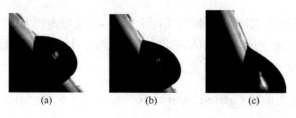

图 7-34　液滴在倾斜表面上的前进角(a)、后退角(b)、滚动角(c)

考察一个理想光滑的水平表面，其上有一个稳定的接触角液滴，此时若往液滴上加入少量液体，则会使液滴边界向周围拓展，但仍保持原来的接触角大小不变；反之，若从液滴中抽取少量液体，则会使液滴边界从周围收缩，但仍保持原来的接触角大小不变。

（1）前进角：如果将光滑表面替换为粗糙非均一介质的表面，若往液滴上加入少量液体，只会使液滴高度升高，而周围边界保持不变，从而引起接触角增大，此时的接触角称为前进接触角，简称前进角，一般用 θ_A 表示，如图 7-35（a）所示。

（2）后退角：同理反之，若从液滴中抽取少量液体，只会使液滴高度降低，而周围边界保持不变，从而引起接触角减小，此时的接触角称为后退接触角，简称后退角，一般用 θ_R 表示，如图 7-35（b）所示。

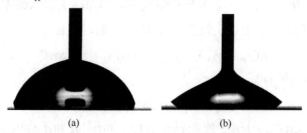

图 7-35　前进角(a)和后退角(b)

如果在上述液滴增加液体的过程中加入的液体足够多，当液滴高度到达一定程度后，则会使周围边界突然向外蠕动，则此蠕动前的临界角度称为最大前进接触角，一般用 $\theta_{A,\max}$ 表示；同理反之，在液滴抽取液体过程中，抽出的液体足够多，使液滴高度降低到一定程度后，则会使周围边界突然向内收缩，则此收缩移动前的临界角度称为最小后退角，一般用 $\theta_{A,\min}$ 表示。在一个倾斜的平面上，由于重力分量的作用，相当于一侧液滴增加液体，另一侧液滴减少液体，因此可以同时出现前进角和后退角。

（3）滚动角：当固体、液体相接触时，液面界面扩展后的前进角与其收缩后的后退角之间存在差值，一般情况下前进角大于后退角，即 $\theta_A > \theta_R$，二者的差值

$\Delta\theta = \theta_A - \theta_R$ 称为滚动角。由于真实固体表面在一定程度上化学组成不均一或者粗糙不平，实际物体表面上的接触角并非如 Young 方程所呈现的取值唯一，而是在相对稳定的两个角度之间变化，这种现象被称为接触角滞后现象。滚动角的大小即代表了固体表面上的接触角滞后性。接触角滞后是由于液滴的前沿存在着能垒，因此接触角滞后可以使液滴稳定在斜面上。如果将一定体积的液滴置于倾斜的表面后，把表面朝一侧缓慢倾斜，开始时液滴不发生移动，如图 7-34（a）所示，而只是其中的液体由后方向前方转移，使得前方的接触角（前进角）不断增大，而后方的（后退角）不断缩小，如图 7-34（b）所示；当表面倾斜到一定角度时，就会突破前沿的能垒，液滴开始发生滑动，如图 7-34（c）所示。

固体和液体相接触时，固、液、气三相的接触部分是一空间曲线，称为接触线。接触线的形状根据固体表面的微观形貌不同而不同，一般可以分为连续和非连续两种情况。通常情况下，接触线连续时，液滴在固体的表面不易滚动，宏观上观察会黏滞在固体表面，滚动角较大；反之，接触线非连续时，液滴易于在固体表面上滚动，滚动角较小。对于由不同化学成分复合组成的物质表面，其表观接触角可以由式（7-14）的 C-B 方程来表示。

由于不同组分的界面边界上存在能垒，液体前沿趋向于停止在两相边界上。前进角反映低表面能区，本征接触角较大，而后退角反映高表面能区，本征接触角较小。θ_r、θ_A、θ_R 可以近似由下式表示：

$$\cos\theta_r = \frac{1}{2}(\cos\theta_A + \cos\theta_R) \qquad (7\text{-}15)$$

可见，表观接触角受到接触角滞后的影响，一个理想的超疏水表面必须具有较大的接触角和较小的滚动角。

7.8.3 接触角滞后的理论

动态接触角的研究对于疏水性表面的研究具有重要意义，一个疏水性表面往往更关注其动态接触角即接触角滞后现象。Furmidge[181]等在 20 世纪 60 年代首先提出了接触角滞后和滚动角之间的关系

$$F = \gamma_{LV}(\cos\theta_R - \cos\theta_A) = \frac{mg\sin\Delta\theta}{w} \qquad (7\text{-}16)$$

式中，F 是液滴和固体界面接触线上单位长度的线性临界力，γ_{LV} 是气–液界面上的张力（自由能）；θ_A、θ_R 分别是前进角和后退角；m 是液滴质量；w 是液滴宽度；$\Delta\theta$ 是滚动角，$\Delta\theta = \theta_A - \theta_R$。$F$ 线性临界力是使液滴在固体表面运动的力，可见，影响滚动角的因素除了 F 线性临界力以外，还有质量和液滴宽度的比值。

Wolfram[182,183]等提出了描述液滴在各种光滑材料表面上的滚动角方程

$$\sin\Delta\theta = k\frac{2\pi r}{mg} \tag{7-17}$$

式中，$\Delta\theta$ 是滚动角；r 是接触圆环的半径；m 是液滴质量；k 是比例系数。Murase 等对这个方程做了进一步的转换，得到接触角、滚动角之间的关系

$$mg = \frac{4}{3}\pi R^3 \rho g \tag{7-18}$$

$$r = R'\sin\theta \tag{7-19}$$

$$\frac{R}{R'} = \sqrt[3]{\frac{1}{4}(2 - 3\cos\theta + \cos^3\theta)} \tag{7-20}$$

式中，R 和 R' 分别是质量为 m，密度为 ρ 的液滴在表面停留前和停留后的半径；θ 是静态接触角。

将上述三式代入式（7-17）中可得比例系数为

$$k = \frac{\rho^{1/3}g\sin\Delta\theta}{6\sin\theta}\sqrt[3]{\frac{9m^2(2 - 3\cos\theta + \cos^3\theta)}{\pi^2}} \tag{7-21}$$

可见在光滑表面上的比例系数 k 与固体和液体之间相互作用的能量有关。

Fujishima[184,185]等在此基础上进一步描述了粗糙表面上接触角和滚动角的关系，从而可以应用于更多的固体表面

$$\sin\Delta\theta = \frac{2rFk\sin\theta}{g}\sqrt[3]{\frac{3\pi^3}{\rho m^2(2 - 3\cos\theta + \cos^3\theta)}} \tag{7-22}$$

结合 C-B 方程可得

$$\sin\Delta\theta = \frac{2rFk\sin\theta\cos\theta}{g(r\cos\theta + 1)}\sqrt[3]{\frac{3\pi^3}{\rho m^2(2 - 3\cos\theta + \cos^3\theta)}} \tag{7-23}$$

7.8.4 滚动各向异性

在粗糙结构的表面上，其形貌和尺寸除了影响接触角之外，还可以产生滚动的表面异性。同一粗糙结构固体表面上，由于各方向的微观结构不同，液滴在其上各向的滚动性的差异，称为滚动各向异性。

水稻、狗尾草等植物叶片也具有超疏水性，但是和水滴在荷叶表面可以沿任意方向滚动不同，水滴在水稻表面各个方向上的滚动状态不一致，水滴沿叶片生长方向上的滚动角为 3°～5°，而垂直于叶片生长方向上的滚动角则为 9°～15°，称为滚动各向异性。这主要是由于水稻叶片上微结构乳突的排列方式影响了水滴的运行。研究表明[177,186]，水稻、狗尾草的表面具有和荷叶类似的微纳米乳突状结构，但是在水稻表面乳突沿叶片生长方向呈现有序的排列，而垂直于叶片生长

方向上则呈现无序状，如图 7-36 所示，因此水滴在水稻表面的运动表现为滚动各向异性，这一结果可以为浸润的可控性提供重要信息，人们可以模拟水稻叶片制成流向可控的固体表面，应用于石油的管道输运或微流控等方面。

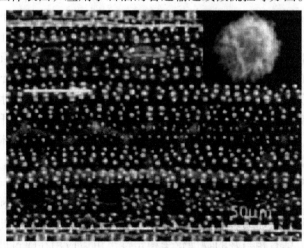

图 7-36　水稻叶片的 SEM 图（箭头所指为叶片生长方向）[177]

Yoshimitsu[185]等研究了水滴在一维沟槽结构疏水表面上不同方向上的接触角和滚动角，并和柱状结构的接触角和滚动角进行了比较，发现平行和垂直沟槽结构的方向上接触角不同，分别为 135° 和 117°，而柱状结构表面的接触角为 139°，同时，水滴在上述表面上的滚动角也不同。这是由于水滴在固体上的滚动性取决于固、液、气三相接触线的长度和连续性，具有较短且连续的三相接触线可以具有较好的滚动性能。沟槽结构中沿平行方向上对应的三相接触线的连续性高于柱状结构和垂直方向上的三相接触线，因此平行沟槽方向上的滚动角<柱状结构的滚动角<垂直方向上的滚动角。

7.8.5　纳米材料表面润湿性的应用

自然界的生物通过近四十亿年的漫长进化过程形成了其独特的表面特征，这些宏观的特殊功能其实是和微观的结构紧密联系在一起的，是大自然给予人类的瑰宝。向自然学习将是人类科技发展的必然，从自然生物中获得灵感和启发，模仿生物特性功能，实现新型材料具备生物功能性和生物智能性是仿生学的主题。

（1）超疏水性涂层：利用纳米技术模仿荷叶自清洁效应，可开发出自洁、抗污的纳米涂料。以有机硅树脂、有机硅改性树脂、氟单体–丙烯酸酯单体共聚物、含氟嵌段共聚物改性丙烯酸酯类树脂、氟硅共同改性树脂等低表面能树脂为基料，添加适当的颜填料和助剂，构造具有微观粗糙度的涂层表面，得到低表面能涂料，使其呈现微米级和纳米级相结合的阶梯结构；在具有一定粗糙度的表面修饰低表面能物质，或改变疏水材料表面的粗糙度和形态，使材料表面的粗糙度增加，从而获得具有特殊粗糙结构的超疏水性涂层。

（2）仿生防污涂层：21世纪以来，防污涂料相继问世，制备出了具有荷叶效应的仿生防污涂层。例如，在船舶表面涂覆以三甲基甲硅烷封端的聚甲基氢硅氧烷与九氟己烯在催化剂存在下反应制得低表面能防污涂料，具有很长防污期[187]。国际油漆公司的Intersleek 900含氟聚合物涂料可使船舶的燃油消耗和废气排放减少量高达9%，而最新的Intersleek 1100SR系列获得来自RINA、Seatrade和Riviera Maritime的一系列提名和奖项。应用荷叶效应制备的乳胶漆和防水漆可以有效防止房屋外墙和室内墙壁免受水气和潮湿的影响，有效保护墙面的干燥。将各种纺织材料，如棉、麻、丝、毛、绒、混纺、化纤等，经过超双疏技术处理，不仅可以显示出织物卓越的疏水疏油性能（包括果汁、墨水、油等物质），而且还不改变织物原有的各种性能，如纤维强度、染料亲和性、耐洗涤性、透气性、皮肤亲和性、免熨性等，甚至还可增加杀菌、防辐射、防霉等特殊效果。利用自组装软涂层制备的涂层覆盖于玻璃表面，在工业生产中被称为涂层玻璃，此种玻璃是超疏水和自清洁的，具有相当好的物理化学稳定性，可以应用在建筑玻璃屋顶、汽车的前玻璃窗、环境工程等领域中。

7.9 壁虎仿生学效应及其应用

经过亿万年的进化和生存竞争，自然界的生物形成具有微纳米多层次特征的最优化的结构和材料。这些生物结构和材料赋予生物令人称奇的功能，从而使得生物能够从容地应对生存的挑战。自然界中生物所表现出来的多样性和各种特异功能激励着人类想象力和创造力。像壁虎（gecko）一样在山崖、树干、墙壁、天花板甚至垂直的光滑玻璃板纹丝不动地停留或轻松自如地行走，是人们长久以来关注和追求的目标之一。壁虎拥有这一绝技的奥秘在于其脚掌上的数百万根刚毛，研究壁虎脚底毛的黏附机制，是制备仿生刚毛群、解决爬壁机器人与接触面的黏附难题的关键理论基础。

7.9.1 壁虎脚掌黏附机制

多少年来，人们对壁虎这种飞檐走壁的能力一直众说纷纭。早在公元前4世纪，亚里士多德曾在《动物自然科学史》中记载：任意地在树上爬上爬下，甚至头部朝下[188]。我们不禁要问：是什么使壁虎拥有如此超强黏附力？长期以来，壁虎脚下的奥秘引起了科学家们浓厚的兴趣，国内外很多科技工作者一直致力于研究和模仿壁虎这种飞檐走壁的能力，并试图从各个方面，利用各种手段，揭示隐藏在其脚下的黏附机制，而为人类所利用。有诸多假设被一一提出，如吸盘作用[189]、静电引力[190,191]、摩擦吸附[192]、黏液分泌[193]、毛细作用[194]等，但这些推测均缺乏有力证据或最终被实验否定。近年来，随着实验设备的发展和实验技术的进步，人们能够清楚地观察到微米甚至纳米结构的图像，对壁虎黏附机制的研究才取得了重大进展。

7.9.1.1　壁虎脚掌分级结构

壁虎种类多种多样，每种壁虎在体重身长方面各具差异，但其脚掌黏附系统的结构在微观上却惊人地相似（图 7-37）[195]。20 世纪 60 年代，随着扫描电镜的出现，壁虎足掌上错综复杂的黏附系统结构才得以揭示。壁虎的黏附系统是一种多分级、多纤维状表面的结构，壁虎的每个脚趾生有数百万根细小刚毛阵列，密度为 14400mm^{-2}，每根刚毛的长度约为 110μm，直径为 5μm，刚毛的末端又分叉形成数百根更细小的铲状绒毛（100～1000 根），每根绒毛长度及宽度方向的尺寸约为 200nm，厚度约为 5nm（图 7-38）。大量的微精细刚毛保证了壁虎脚掌与接触面的充分接触，从而产生强大黏附力。

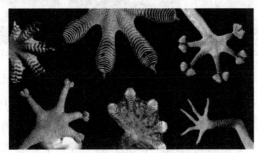

图 7-37　不同种类壁虎脚掌结构[195]

7.9.1.2　黏附理论

当两固体表面相互靠近时其间的相互作用力十分复杂，包括范德瓦耳斯力、静电力、偶极力、毛细力等，所以分别区分出各力的作用，是一项十分复杂而艰巨的任务，有很大的挑战性。过去一百年来，人们对壁虎的黏附能力提出了种种猜测，从黏液、真空压力到静电力等，但都被一一否定。直到 2000 年壁虎黏附的奥秘终于被揭示，美国路易斯克拉克学院 Autumn 教授等[197]利用 MEMS 技术制造的高精度二维压阻悬臂梁测量了壁虎单根刚毛的黏附力，最大值为（194±25）μN，壁虎每平方厘米面积上的刚毛数量可达 1 万多根，一只大壁虎脚掌上刚毛数量约为 600 万根，因此可产生高达 1300N（133kg）的黏附力。随后 Autumn 等[198]利用单根刚毛的黏附力，使用 JKR 模型[199]对抹刀形顶端的半径进行了近似估计，结果为 0.13～0.16μN，与实验测量值很接近。他们使用两种不同的疏水性聚合物

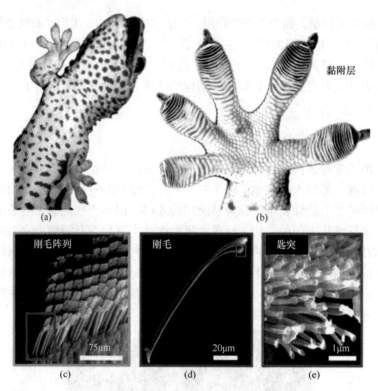

图 7-38　大壁虎（gekko gecko）脚掌黏附系统微观分级刚毛结构[196]

（硅树脂橡胶和聚酯树脂）制造了仿壁虎的绒毛结构，并测量其与 AFM 探针间的黏附力，发现 47%～63%的黏附力都是由范德瓦耳斯力提供的。为排除毛细作用的可能性，他们进一步分别利用超亲水 SiO_2 的（接触角 0°）和相对疏水的 Si（接触角 81.9°）制作了悬臂梁传感器，单根刚毛在这两种不同材料表面上的黏附力相差无几，分别为（41.3±0.18）μN 与（40.4±0.13）μN。这一实验结果证实接触表面的亲水性与疏水性并不影响刚毛的黏附力，从而否定了毛细作用的可能，进一步证明了范德瓦耳斯力的正确性。

7.9.1.3　生物学效应

南京航天航空大学郭策等[200]认为范德瓦耳斯力理论存在一定的局限性，Autumn 等实验中的观测材料只选取了离体的壁虎脚底毛，没有研究在体脚底毛的黏附力。他们从生物学角度出发，通过生理解剖和神经电生理学技术观测了壁虎脊神经分支对壁虎脚在黏附-脱附过程中的运动调控。结果表明，清醒和麻醉状态下的壁虎脚底毛以及离体的壁虎脚底毛黏附力大小存在明显差异，表明壁虎刚毛的黏附机制不仅有物理形态构成的范德瓦耳斯力，还有生物学因素。

7.9.2 仿生壁虎刚毛的结构控制与性能

根据 JKR 理论，两个物体间的黏附力为

$$F = -1.5\pi w R \tag{7-24}$$

其中，F 为黏附力；w 为黏着能，与相互接触物的表面自由能有关；R 为当量半径，与接触物体的几何形状有关。从 JKR 公式可以看出，黏附性能受到表面能和接触几何两个因素制约。而对于现有的微黏附仿壁虎刚毛阵列，提高刚毛的黏附性能可以从两个方面改进：一是选用高表面能的材料制备人工刚毛；二是尽可能地增大有效接触面积。

7.9.2.1 刚毛密度

刚毛尺寸从微米级渐次过渡到纳米级，同时长径比也逐渐增加。其黏附能力也迅速增强，由低于壁虎黏附强度发展到远高于壁虎的黏附强度。碳纳米管刚毛阵列具有更精细、不黏连、机械性能好、黏附性能好、可规模化生产等优点，发展潜力更高，有望取代其他的高分子材料。Akron 大学 Ge 等[201]研究了不同材料，不同刚毛密度和形状的仿生阵列（表 7-3），结果表明高密度的人工刚毛阵列具有大的相互接触面积，是产生大黏附力的必要条件。

表 7-3　不同仿壁虎刚毛微/纳黏附阵列制备的比较

材料	壁虎刚毛	聚丙烯	聚酰亚胺	聚氨酯	聚硅氧烷	碳纳米管
弹性模量/GPa	1～3	1	3	<0.01	0.003	>500
长径比	7～43	30	0.5～7	1～4	0.5～7.5	>100
黏附强度/（N/cm²）	10		0.1～3	0.2～18	6	20
剪切强度/（N/cm²）	55	2	—	—	—	91
预载强度/（N/cm²）	<0.05	<0.1	50	12	0.8	125

7.9.2.2 刚毛形状

1. 倾斜支杆刚毛阵列

相对于直立刚毛，倾斜刚毛具有较好的调控黏附和脱附性能。一方面，刚毛的倾斜便于调控刚毛的接触面积。刚毛与接触面所成的角度越小，刚毛与壁面接触时越柔软，具有更好的适应性；另一方面便于刚毛阵列的脱附。实际的刚毛阵列同时存在法向力和切向力，刚毛阵列脱附时，切向力减小，法向力起作用，促进刚毛阵列与接触面脱离。斯坦福大学 Cutkosky 等[202]研制了倾斜杆式毫米级刚毛阵列，当倾角为 20°时，杆长为 1mm，尖端直径为 380μm（图 7-39），其性能远好于平面尖端的性能，黏附强度约为 0.24N/cm²，具有明显的各向异性。

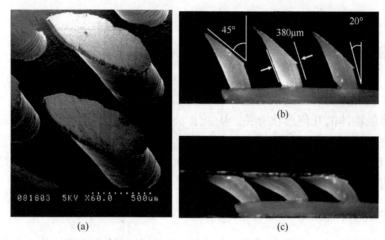

图 7-39 （a）刚毛末端几何结构 SEM 图；（b）未承载模式；（c）负载模式[15]

2. 末端膨大结构

支杆末端的膨大结构相当于增加刚毛的有效接触面积,因此能增加黏附性能。其优点是支杆可选用不易相互黏连的材料,高表面能材料只要用在支杆末端,就既提高了黏附性能,又实现了相互不黏连、阻止刚毛阵列倒塌。其缺点是要保证末端与支杆主体保持高的键合能力,否则,末端因与接触面的强吸附而与支杆脱离。这类刚毛的制备工艺比较复杂,很难保证末端具有一致性。Arzt 等利用光刻与模具工艺,制造了多种末端形貌的微黏附阵列（图 7-40）,并研究了各种接触末端形貌对黏附阵列法向黏附和切向黏附的影响[203],结果显示接触末端对黏附性能有明显的影响,蘑菇形的末端阵列的法向黏附最大,匙突形的末端阵列的法向黏附次之,球形和平面的末端阵列的黏附较小,凹槽形的末端黏附最小。

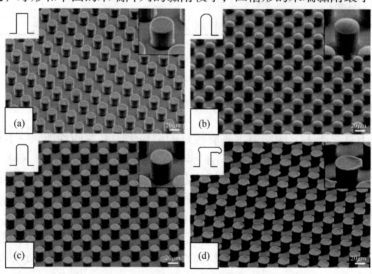

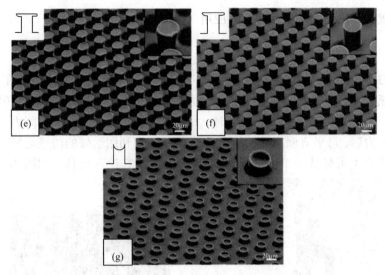

图 7-40　不同末端形貌的微阵列 SEM 图片[203]
（a）平面；（b）球形；（c）平面圆角；（d）匙突形；（e）凹槽形；（f）蘑菇形；（g）凹尖形

3. 复合分级结构

由多层复合分级结构组成，从而在相同基底上形成不同形貌、角度和材质的黏附结构，黏附性能优良，调控性好，自洁性能好，可以满足在各种不同表面使用的需要。美国卡耐基梅隆大学 Sitti 等[204]研制了具有多级复合结构的微黏附阵列（图 7-41），将更小直径的末端盘状刚毛植于支杆的末端，形成两级结构，其黏附强度比修饰前增加 2～23 倍，摩擦力增加了 60%～109%。

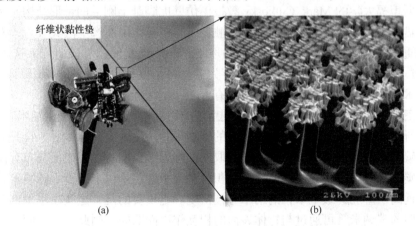

图 7-41　（a）微型爬行机器人；（b）足部微观结构

7.9.3 壁虎黏附能力的仿生研究与应用

7.9.3.1 仿生"壁虎带"

2003 年曼彻斯特大学的 Geim 等[205]利用电子束光刻和干法刻蚀，在 5μm 厚的聚酰亚胺薄膜上制备直径 0.5μm、高度 2μm、间距 1.6μm 的高弹性聚酰亚胺纤维阵列，当预紧力不小于 50N/cm² 时，单根能够提供约 70nN 的黏附力，当施加一定预压力后，每平方厘米的面积可负重 3N。他们利用这样的仿壁虎带，在 1cm² 微突起阵列上可悬挂一个高 50cm、重 40g 的"蜘蛛侠"玩具，如图 7-42 所示。

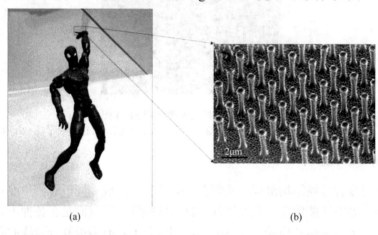

(a)   (b)

图 7-42 （a）掌部具有仿壁虎刚毛结构的"蜘蛛侠"玩具吸附在天花板上；
（b）掌部的仿壁虎刚毛阵列结构[205]

斯坦福大学的 Mark Cutkosky 教授模仿壁虎脚趾上刚毛的铲形结构研制的仿生吸盘（图 7-43），极大地增加了接触表面的相互作用而产生巨大吸力，而当其上的重量消失时，这个吸盘又可轻易取下，还能反复使用。该研究入选了 *MIT Technology Review* 杂志评选的 2014 年先进材料和技术的研发进展，编辑评论，这项技术对于现在和未来人类的生活很有可能产生深远的影响。

王中林教授领导的研究小组[206]创新地应用结构可控的直立型碳纳米管阵列，成功研制出具有强吸附和易脱离性能的碳纳米管仿生壁虎脚，如图 7-44 所示。他们将碳纳米管有机组成高密度、垂直取向的阵列膜，同时在其表面分布有任意取向的碳纳米管。每平方厘米的阵列面积可包含 100 亿个以上的直立碳纳米管，密度远远高于壁虎脚绒毛末梢的纳米分枝密度。更重要的是，这些在水平方向上任意取向的碳纳米管可通过与物体表面的相互作用而取向。因此，一方面，当与物体表面接触时，在平行于表面的方向有更多接近线状接触的作用"面"，从而在沿

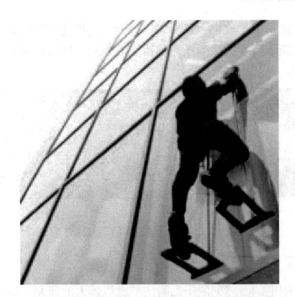

图 7-43　一名研究生使用仿生壁虎吸盘爬上大楼

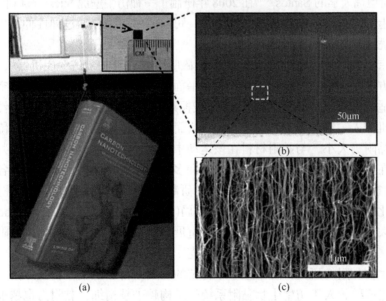

图 7-44　（a）垂直自吸附在玻璃表面上的碳纳米管阵列（4mm×4mm）可悬挂
一本 1480g 的书；（b）、（c）不同放大倍率的碳纳米管阵列的 SEM 图[206]

接触表面的方向上产生更强的相互作用力，单位面积的吸附力几乎是壁虎脚所能产生力的 10 倍；另一方面，在垂直于物体表面的方向上，与表面接触的碳纳米管在外力的作用下可逐点脱离表面，吸附力因此大大减小，从而实现轻松脱吸附。

卡内基梅隆大学教授Metin Sitti 等[207]组成的研究小组研制出了类似壁虎脚趾

微观结构的高黏性仿生干胶带，如图 7-45 所示。这种仿生干胶带可在任何物体的表面黏结，而且撕下后不会留下任何残留物的胶质，同时还具有自清洁性能，可以反复多次使用。

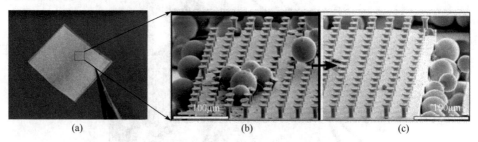

(a)　　　　　　　　　　(b)　　　　　　　　　　(c)

图 7-45　仿生壁虎干胶带及其微观结构[207]

7.9.3.2　仿壁虎机器人

基于仿壁虎刚毛的微阵列的干黏附仿壁虎机器人的研制，国外进行了相关的研究。斯坦福大学的 Santos [208]在 2008 年研制了一种仿生壁虎 Sticky-bot（图 7-46），其脚掌上拥有弹性材料制成的人造刚毛，可与墙壁黏附，通过弹性伸缩机构来实现仿壁虎脚掌的吸附和脱附运动。

北京航空航天大学王田苗等[209]采用磁吸附方式研制了仿壁虎机器人，能够实现竖直方向稳定爬行。上述研究仍属于平面运动的足式机器人，对三维空间的复杂环境适应性较差。南京航空航天大学戴振东等[210]基于壁虎脚趾黏附特性设计的仿壁虎机器人，能够在与地面成 90°的墙面上爬行，通过足端的三维力传感器实时检测黏附力大小，与黏附材料在该运动中所能提供的黏附力相比较，判断黏附程度，在一定程度上具有良好的可黏附和多次使用的特性，具备黏附力各向异性特点。加拿大西蒙弗雷泽大学的研究人员研制出了 6 只脚的攀爬仿生壁虎机器人，名叫阿比尔盖（Abigaille），已在欧洲航天局（ESA）位于荷兰诺德维克（Noordwijk）的欧洲太空及科技中心的物质测试实验室展开测试，发现壁虎机器人的附着能力特别好，未来可用于清洁宇宙飞船的外壳，发挥清洁及维护作用。

对生物黏附的研究，随着近年来科技的发展，特别是纳米科技、纳米制造技术的日趋成熟，人工仿生生物黏附系统的结构越来越精细，黏附力也越来越强。但目前，人们还不能有效地制备出仿生多级结构来增强黏附力，特别是制备末端为薄膜结构的多级黏附系统还存在很多技术上的难题。要解决以上存在的问题，还需要开展大量的理论和实验研究作为基础，生物黏附结构是一个非常复杂的系统，目前关于生物黏附的理论工作，主要是将生物材料看成弹性材料进行研究；另外，对生物在真实环境中进行活体黏附测试相对较少。在现有工作的基础上，逐渐考虑生物黏附系统的具体特性，如生物材料的黏弹性，并全面模仿生物黏附系统的真实环境，分析壁虎等是如何利用这些材料性质、微尺度及多尺度的结构来增强黏附性能，又是如何利用它们实现黏附和脱黏的交替，是十分必要的。再者，仿生壁虎机器人还不能像壁虎一样实现"脱吸附自由"的智能调控，这需要动物学家、神经生理学家和机械工程专家的全力协作，揭示动物对冗余约束控制的利用的奥秘，从而为未来检测维护机器人需要的固体间稳定接触的保障技术、纳米有序刚毛阵列的制造技术、黏附机器人设计和控制技术提供有力保障。

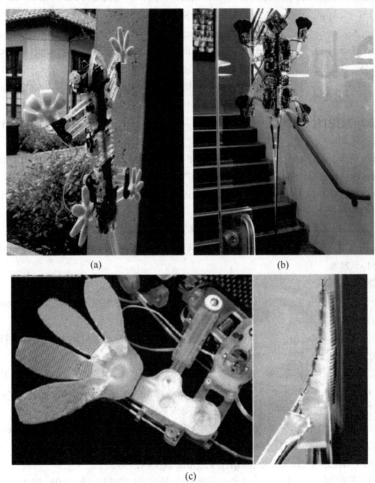

(a)   (b)

(c)

图 7-46 斯坦福大学的仿生壁虎
（a）仿生壁虎 2 代；（b）仿生壁虎 3 代；（c）仿生壁虎的黏附脚掌[208]

参 考 文 献

[1] 江雷, 冯琳. 仿生智能纳米界面材料[M]. 北京: 化学工业出版社, 2007: 15-16.
[2] 蔡国斌, 俞书宏. 仿生纳米材料的设计与未来[J]. 生命科学, 2008, 20(3): 331-336.

[3] Wang J, Peng X J, Yuan C W. Periodic structure of blaze grating in abalone shell[J]. Key Engineering Materials, 2005, (288-289): 669-672.

[4] Schuler J, Frankel D R B. Applied microbiology and biotechnology[J]. Bacterial Magnetosomes: Microbiology, Biomineralization and Biotechnological Applications, 1999, 52(4): 464-473.

[5] Grojean R, Sousa J, Henry M. Utilization of solar radiation by polar animals: An optical model for pelts[J]. Appl. Optics., 1980, 19(3): 339-346.

[6] 江雷, 冯琳. 仿生智能纳米界面材料[M]. 北京: 化学工业出版社, 2007 : 17.

[7] Pendry J B. Photonic gap materials[J]. Current Science, 1999, 76: 1311.

[8] Webb D J, Suginohara N. Aphrodite's iridescence[J]. Nature, 2001, (409): 36-37.

[9] Osorio D, Ham A D. Spectral reflectance and directional properties of structural coloration in bird plumage[J]. The Journal of Experimental Biology, 2002, 205: 2017-2027.

[10] 王女, 赵勇, 江雷. 受生物启发的多尺度微/纳米结构材料[J]. 高等学校化学学报, 2011, 32(3): 421-428.

[11] Barthlott, Neinhuis C. Purity of the sacred lotus or escape from contamination in biological surfaces[J]. Planta, 1997, (202): 1-3.

[12] Neinhuis C, Barthlott W. Characterization and distribution of water-repellent, self-cleaning plant surfaces[J]. Annals Botany, 1997, (79): 667-677.

[13] Richard D, Clanet C, Quere D. Surface phenomena: Contact time of a bouncing drop[J]. Nature, 2002, (417): 811.

[14] 江雷. 从自然到仿生的超疏水纳米界面材料[J]. 基础科学, 2005, 23(2): 4.

[15] Alexandero, Stephan H. How plants keep dry: A physicist's point of view[J]. Langmuir, 2004, (20): 2405-2408.

[16] 孙久荣, 戴振东. 非光滑表面仿生学(II)[J]. 自然科学进展, 2008, 18(7): 728.

[17] Parker A R, Helen E. Biomimetics of photonic nano-structures[J]. Nature Nanotechnology, 2007(2): 347-353.

[18] 程红, 孙久荣, 李建桥, 等. 臭蜣螂体壁表面结构及其与减粘脱附功能的关系[J]. 昆虫学报, 2002, 45(2): 176-177.

[19] 孙久荣, 程红, 丛茜, 等. 蜣螂减粘脱附的仿生学研究[J]. 生物物理学报, 2001, 17(4): 791.

[20] Ren L Q, Tong J, Li J Q, et al. Soil adhesion and biomimetics of soil-engaging components: A review[J]. Agriculture Engineering, 2001, 79(3): 239-263.

[21] Becher D W, Bruse M, Hage W, et al. Fluid mechanics of biological surfaces and their technological application[J]. Naturwissen-Schaften, 2000, 87(4): 160.

[22] Walsh M J. NASA Technical Report[R]. Virginia: NASA, 1990.

[23] 邵静静, 蔺存国, 张金伟, 等. 鲨鱼皮仿生防污研究[J]. 涂料工业, 2008, 38(10): 39-41.

[24] 江雷, 冯琳. 仿生智能纳米界面材料[M]. 北京: 化学工业出版社, 2007 : 74.

[25] Borm P J, Kreyling W. Toxicological hazards of inhaled nanoparticles−potential implications for drug delivery[J]. J. Nanosci. Nanotechnol., 2004, (4): 521-531.

[26] BeruBe K, Balharry D, Sexton K, et al. Combustion-derived nanoparticles: Mechanisms of pulmonary toxicity[J].Clin. Exp. Pharmacol. Physiol., 2007, (34): 1044-1050.

[27] Miller K A, Siscovick D S, Sheppard L, et al. Long-term exposure to air pollution and incidence

of cardiovascular events in women[J]. N. Engl. J. Med., 2007, (356): 447-458.

[28] Service R E. Nanomaterials show signs of toxicity[J]. Science, 2003, 300(11): 243.

[29] Brumfiel G. Alittle knowledge[J]. Nature, 2003, 424(17): 246.

[30] 刘元方,陈欣欣,王海芳. 纳米材料生物效应研究和安全性评价前沿[J]. 自然杂志, 2011, 33(4): 192-197.

[31] 刘娅琛, 汪静, 曲冰, 等. SiO₂纳米颗粒对小球藻(*chlorella pyrenoidosa*)生长活性的影响[J]. 海洋环境科学, 2011, 30(5): 646-652.

[32] 汪静, 刘娅琛, 曲冰, 等. 金属纳米颗粒对蛋白核小球藻生长活性的影响[J]. 大连海洋大学学报, 2011, 26(5): 387-390.

[33] 戈洋, 汪静, 曲冰, 等. TiO₂纳米颗粒对金鱼乳酸脱氢酶表达的影响[J].大连海洋大学学报, 2014, 29(3): 287-289.

[34] Chen Z, Meng H, Xing G M, et al. Acute toxicological effects of copper nanoparticles *in vivo*[J]. Toxicol. Lett., 2006(163): 109-120.

[35] Heinrich U, Fuhst R, Rittinghausen S, et al. Chronic inhalation exposure of wistar rats and two different strains of mice to diesel engine exhaust, carbon black, and titanium dioxide[J]. Inhalation Toxicol, 1995, (7): 533-556.

[36] 常雪灵,祖艳,赵宇亮. 纳米毒理学与安全性中的纳米尺寸与纳米结构效应[J]. 科学通报, 2011, 56(2): 108-118.

[37] Jia G, Wang H F, Yan L, et al. Cytotoxicity of carbon nanomaterials: Single-wall nanotube, multi-wall nanotube, and fullerene[J]. Environ. Sci. Technol., 2005, 39: 1378-1383.

[38] Parkin D M, Bray F, Ferlay J, et al. Estimating the world cancer burden: Globocan 2000[J]. International Journal of Cancer, 2001, 94(2): 153-156.

[39] World Health Organization. World Health Organization, section of cancer information. GLOBOCAN 2008[R]. Virginia: World Health Organization, 2011.

[40] 郑明彬, 赵鹏飞, 罗震宇. 纳米技术在癌症诊疗一体化中的应用[J]. 科学通报, 2014, 59(31): 3009 -3024.

[41] 张力. 单组分纳米材料在癌症诊断和细胞自噬介导的癌症治疗中的应用研究[D]. 北京: 中国科学技术大学, 2013.

[42] 睢博文. pH敏感性 Y 型聚乙二醇–聚谷氨酸键合阿霉素的合成及自组装行为研究[D]. 长春: 吉林大学, 2015.

[43] Lee E S, Na K, Bae Y H. Super pH-sensitive multifunctional polymeric micelle[J]. Nano Letters, 2005, 5(2): 325-329.

[44] 彭红霞. Fe₃O₄ 基磁–光–吸波多功能复合材料表面修饰与微波控释给药的研究[D]. 西安: 西北大学, 2014.

[45] Yang R P, Quan Z W,Hou Z Y, et al. A magnetic, luminescent and mesoporous core-shell structured composite material as drug carrier[J]. Biomaterials, 2009, (30): 4786-4795.

[46] Li L,Liu C,Zhang L Y, et al. Multifunctional magnetic-fluorescent eccentric- (concentric-Fe₃O₄@ SiO₂)@polyacrylic acid core-shell nanocomposites for cell imaging and pH-responsive drug delivery[J]. Nanoscale, 2013, (5): 2249-2253.

[47] Hu W, Peng C, Lv M, et al.Protein corona-mediated mitigation of cytotoxicity of graphene

oxide[J]. ACS Nano, 2011, (5): 3693-3700.

[48] Yang K, Wan J, Zhang S, et al. *In vivo* pharmacokinetics, long-term biodistribution, and toxicology of PEGylated graphene in mice[J]. ACS Nano, 2010, (5): 516–522.

[49] Hessel C M, Pattani V P,Rasch M, et al. Copper selenide nanocrystals for photothermaltherapy[J]. Nano Letters, 2011(11): 2560-2566.

[50] Yang P, Xu Q Z, Jin S Y, et al. Synthesis of multifunctional Ag@Au@Phenol Formaldehyde resin particles loaded with folic acids for photothermal therapy[J]. Chem. Eur. J., 2012, (18): 9294-9299.

[51] Wu Y N, Yang L X,Shi X Y, et al. The selective growth inhibition of oral cancer by iron core-gold shell nanoparticles through mitochondria-mediated autophagy[J]. Biomaterials, 2011, (32): 4565-4573.

[52] Yokoyama T, Tarn J, Kuroda S, et al. EGFR-targeted hybrid plasmonic magnetic nanoparticles synergistically induce autophagy and apoptosis in non-small cell lung cancer cells [J]. PLoS ONE, 2011, 6(11): e25507.

[53] Akhtar M J, Ahamed M, Kumar S, et al. Zinc oxide nanoparticles selectively induce apoptosis in human cancer cells through reactive oxygen species[J]. Int. J. Nanomed., 2012, 6(7): 845-857.

[54] Zhang Q, Yang W J, Man N, et al. Autophagy-mediated chemosensitization in cancer, cells by fullerene Ceo nanocrystal[J]. Autophagy, 2009, (5): 1-11.

[55] Wei P F, Zhang L, Man N, et al. C6o(Nd) nanoparticles enhance chemotherapeutic susceptibility of cancer cells by modulation of autophagy[J]. Nanotechnology, 2011, (21): 495101-495111.

[56] Liang X J, Meng H, Wang Y Z, et al. Metaloflillerene nanoparticles circumvent tumor resistance to cisplatin by reactivating endocytosis[J]. Proc. Natl. Acad. Sci. USA, 2010, (107): 7449-7454.

[57] Hutmacher D W. Scaffolds in tissue engineering bone and cartilage[J]. Biomaterials, 2000, 21(24): 2529-2543.

[58] Stevens M M, George J H. Exploring and engineering the cell surface interface science[J]. Science, 2005, 310(5751): 1135-1138.

[59] Yang F, Murugan R, Wang S, et al. Electrospinning of nano/micro scale poly (L-lactic acid) aligned fibers and their potential in neural tissue engineering[J]. Biomaterials, 2005, 26(15): 2603-2610.

[60] Teo W E, Ramakrishna S. Electrospun fibre bundle made of aligned nanofibres over two fixed points[J]. Nanotechnology, 2005, 16(9): 1878-1884.

[61] Vaz C M, Van Tuijl S, Bouten C V C, et al. Design of scaffolds for blood vessel tissue engineering using a multi-layering electrospinning technique[J]. Acta Biomater, 2005, 1(5): 575-582.

[62] Yuan B, Jin Y, Sun Y, et al. A strategy for depositing different types of cells in three dimensions to mimic tubular structures in tissues[J]. Adv. Mater., 2012, 24(7): 890-896.

[63] Jin Y, Wang N, Yuan B, et al. Stress - induced self - assembly of complex three dimensional structures by elastic membranes[J]. Small, 2013, 9(14): 2410-2414.

[64] Nagiah N, Madhavi L, Anitha R, et al. Development and characterization of coaxially electrospun gelatin coated poly (3-hydroxybutyric acid) thin films as potential scaffolds for skin

regeneration[J]. Mater Sci Eng B, 2013, 33(7): 4444-4452.

[65] Ma G, Fang D, Liu Y, et al. Electrospun sodium alginate/poly (ethylene oxide) core-shell nanofibers scaffolds potential for tissue engineering applications[J]. Carbohyd Polym, 2012, 87(1): 737-743.

[66] Anilkumar T V, Muhamed J, Jose A, et al. Advantages of hyaluronic acid as a component of fibrin sheet for care of acute wound[J]. Biologicals, 2011, 39(2): 81-88.

[67] Ghasemi-Mobarakeh L, Prabhakaran M P, Nematollahi M, et al. Embryonic stem cell differentiation to cardiomyocytes on nanostructured scaffolds for myocardial tissue regeneration [J]. Int. J. Polym. Mater., 2014, 63(5): 240-245.

[68] Zhao W, Ju Y M, Christ G, et al. Diaphragmatic muscle reconstruction with an aligned electrospun poly (ε-caprolactone)/collagen hybrid scaffold[J]. Biomaterials, 2013, 34(33): 8235-8240.

[69] Qin J, Jiang Y, Fu J, et al. Evaluation of drug release property and blood compatibility of aspirin-loaded electrospun PLA/RSF composite nanofibers[J]. Iran. Polym. J., 2013, 22(10): 729-737.

[70] Rnjak-Kovacina J, Weiss A S. Increasing the pore size of electrospun scaffolds[J]. Iran. Polym. J., 2011, 17(5): 365-372.

[71] Zhao G, Zhang X, Lu T J, et al. Recent advances in electrospun nanofibrous scaffolds for cardiac tissue engineering[J]. Adv. Funct. Mater., 2015, 25(36): 5726-5738.

[72] Kenar H, Kose G T, Toner M, et al. A 3D aligned microfibrous myocardial tissue construct cultured under transient perfusion[J]. Biomaterials, 2011, 32(23): 5320-5329.

[73] Fleischer S, Feiner R, Shapira A, et al. Spring-like fibers for cardiac tissue engineering[J]. Biomaterials, 2013, 34(34): 8599-8606.

[74] Sreerekha P R, Menon D, Nair S V, et al. Fabrication of electrospun poly (lactide-co-glycolide)–fibrin multiscale scaffold for myocardial regeneration in vitro[J]. Tissue Engineering Part A, 2012, 19(7-8): 849-859.

[75] Feiner R, Engel L, Fleischer S, et al. Engineered hybrid cardiac patches with multifunctional electronics for online monitoring and regulation of tissue function[J]. Nat Mater, 2016, 15(6): 679-685.

[76] 褚薛慧, 施晓雷, 顾劲扬, 等. 壳聚糖纳米纤维电纺膜体外对肝细胞作用的研究[J]. 中国生物医学工程学报, 2010, (1): 144-149.

[77] Li C, Vepari C, Jin H J, et al., Electrospun silk-BMP-2 scaffolds for bone tissue engineering[J], Biomaterials, 2006, 27(16), 3115-3124.

[78] McKenna K A, Hinds M T, Sarao R C, et al. Mechanical property characterization of electrospun recombinant human tropoelastin for vascular graft biomaterials[J]. Acta Biomater, 2012, 8(1): 225-233.

[79] Yang F, Murugan R, Wang S, et al. Electrospinning of nano/micro scale poly (L-lactic acid) aligned fibers and their potential in neural tissue engineering[J]. Biomaterials, 2005, 26(15): 2603-2610.

[80] Blackwood K A, McKean R, Canton I, et al. Development of biodegradable electrospun

scaffolds for dermal replacement[J]. Biomaterials, 2008, 29(21): 3091-3104.

[81] Fujishima A, Honda K. Electrochemical photolysis of water at as emiconductor electrode[J].Nature, 1972, 238(5358): 37-38.

[82] Frank S N, Bard A J. Heterogeneous photocatalytic oxidation of cyanide ion in aqueous solutions at titanium dioxide powder[J]. J. Am. Chem. Soc., 1977, 99(1): 303-304.

[83] Frank S N, Bard A J. Heterogeneous photocatalytic oxidation of cyanide and sulfite in aqueous solutions at semiconductor powders[J]. J. Phys. Chem., 1977, 81(15): 1484-1488.

[84] Matsunaga T, Tomoda R, Nakajima T, et al. Photoelectrochemical sterilization of microbial cells by semiconductor powders[J]. Fems. Microbiol. Lett., 1985, 29(1-2): 211-214.

[85] Fujishima A. Behavior of tumor cells on photoexcited semiconductor surface[J]. Photomed. Photobiol., 1986(8): 45-46.

[86] 刘平, 孟春. 掺杂 TiO_2 光催化膜材料的制备及其灭菌机理[J]. 催化学报, 1999, 20(3): 325-328.

[87] Pichat P. Partial or complete heterogeneous photocatalytic oxidation of organic compounds in liquid organic or aqueous phases[J]. Catal. Today, 1994, 19(2): 313-333.

[88] 刘平, 孟春. 掺杂 TiO_2 光催化膜材料的制备及其灭菌机理[J]. 催化学报, 1999, 20(3): 325-328.

[89] Li Q, Mahendra S, Lyon D Y, et al. Antimicrobial nanomaterials for water disinfection and microbial control: potential applications and implications[J]. Water Res., 2008, 42(18): 4591-4602.

[90] Yadav H M, Kim J S, Pawar S H. Developments in photocatalytic antibacterial activity of nano TiO_2[J]. Korean. J. Chem. Eng., 2016, 33(7): 1989-1998.

[91] Matsunaga T, Tomoda R, Nakajima T, et al. Continuous-sterilization system that uses photosemiconductor powders[J]. Appl. Environ. Microb., 1988, 54(6): 1330-1333.

[92] Saito T, Iwase T, Horie J, et al. Mode of photocatalytic bactericidal action of powdered semiconductor TiO_2 on mutans streptococci[J]. J Photoch Photobio B, 1992, 14(4): 369-379.

[93] Dunford R, Salinaro A, Cai L, et al. Chemical oxidation and DNA damage catalysed by inorganic sunscreen ingredients[J]. FEBS Lett., 1997, 418(1-2): 87-90.

[94] Huang Z, Maness P C, Blake D M, et al. Bactericidal mode of titanium dioxide photocatalysis[J]. J Photoch Photobio A, 2000, 130(2): 163-170.

[95] 赵领洲. TiO_2 纳米管抗菌与生物活性双功能种植体涂层的构建与评价[D]. 西安: 第四军医大学, 2011.

[96] Colwell R R. Microbial ecology of biofouling[J]. Biotechnology in the Sciences, 1984, 151(3): 221-231.

[97] 葛桐. 纳米二氧化钛及苯并异噻唑啉酮类衍生物的海洋防污性能研究[D]. 海口: 海南大学, 2012.

[98] Lagopati N, Kitsiou P V, Kontos A I, et al. Photo-induced treatment of breast epithelial cancer cells using nanostructured titanium dioxide solution[J]. J Photoch Photobio A, 2010, 214(2): 215-223.

[99] Chen C, Lv G, Pan C, et al. Poly (lactic acid)(PLA) based nanocomposites-a novel way of drug-releasing[J]. Biomed Mater, 2007, 2(4): L1-L4.

[100] Rozhkova E A, Ulasov I, Lai B, et al. A high-performance nanobio photocatalyst for targe[J]. Nano Letters, 2009, 9(9): 3337-3342.

[101] 刘登良. 海洋涂料与涂装技术[M]. 北京: 化学工业出版社, 2002 : 103-105.

[102] 江镇海. 世界船舶涂料市场未来的需求[J]. 表面工程资讯, 2002, (2): 17.

[103] 李相波. 海洋环境中微生物附着的电化学特征及检测与控制方法研究[D]. 青岛: 中国科学院海洋研究所, 2005.

[104] 黄英. 冠瘤海鞘(Styela canopus)附着和变态机制的研究[D]. 厦门: 厦门大学, 2002.

[105] Horbund H M, Freiberger A. Slime films and theirrole in marine fouling [J]. A Review Ocean Engineer, 1970(2): 631-634.

[106] 张洪荣, 原培胜. 舰船防污损技术的发展[J]. 舰船防化, 2005(2): 7-12.

[107] 黄宗国, 蔡如星. 海洋污损生物及其防除(上册)[M]. 北京: 海洋出版社, 1984.

[108] 刘登良. 环境友好型船舶防污涂料的发展[J]. 中国涂料, 2006, 21(8): 27-28.

[109] 王科, 肖玲, 于雪艳. 防污剂对海洋环境的影响探讨[J]. 中国涂料, 2010, 25(8): 24-30.

[110] 张春燕, 于良民, 姜晓辉. 防污剂 Sea- Nine211 的环境归宿及其生态毒性研究进展[J]. 环境科学与技术, 2010, 33(2): 106-111.

[111] 邵静静, 蔺存国, 张金伟. 鲨鱼皮仿生防污研究[J]. 涂料工业, 2008, 38(10): 39-41.

[112] Wilson L H, Schumacher J F, Carman M L, et al. Antifouling potential of lubricious micro-engineered, PDMS, elastomers against zoospores of the green fouling alga ulva[J]. Biofouling, 2004, 20(1): 53-63.

[113] Kohler J, Hansen P D, Wahl M. Colonization patterns at the substratum-water interface: How does surface mieretopography influence recruitment patterns of sessile organisms[J]. Biofouling, 1999, (14): 237-248.

[114] Van Kooten T G, Von Recum A F. Cell adhesion to textured silicone surfacas: the influence of time of adhesion and texture on focal contact and fibwnectin fibril formation[J]. Tissue. Eng., 1999, (5): 223-240.

[115] Medilanski E, Kaufman K, Wick L Y, et al. Influence of surface topography of stainless steel on bacterial adhesion[J]. Biofouling, 2002, (18): 193-203.

[116] Hoipkemeier-Wiison L, Schumacher J F, Carman M L, et al. Antifouling potential of lubricious, micro-engineered, PDMS elastomers against zoospores of the green fouling alga Ulva[J]. Biofouling, 2004, (20): 43-51.

[117] Bells A V, Wahl M. The influence of natural surface microtopographies on fouling[J]. Biofouling, 2004, (20): 43-51.

[118] Scardino A J, Harvey E, Denys R. Testing attachment point theory: Diatom attachment on microtexturod polyimide biomimics[J]. Biofouling, 2006, (22): 55-60.

[119] Scardino A J, Guenther J, de Nys R. Attachment point theory revisited: The fouling response to a microtextured matrix[J]. Biofouling, 2008, (24): 45-53.

[120] James F S, Nick A, Maureen E C, et al. Species-specific engineered antifouling topographies: correlationsbetween the settlement of algal zoospores and barnacle cyprids. Biofouling[J]. Biofouling, 2007, (26): 1-11.

[121] James F S, Michelle C, Thomas G E, et al. Engineered antifouling microtopographies——effect

of feature size, geometry, and roughness on settlement of zoospores of the green alga Ulva[J]. Biofouling, 2007, (23): 55-62.

[122] Carman M L, Estes T G, Feinberg A W, et a1. Engineered alltifouling microtopgraphies correlating wettability with cell attachment[J]. Biofouling, 2006, 22(1-2): 11-21.

[123] Scardino A J, Zhang H, Cookson D J. The role of nano-roughness in antifouling[J]. Biofouling, 2009, 25(8): 757-767.

[124] Chou S Y, Krauss P R, Renstrom P J. Imprint of sub-25 nm vias and trenches in polymers[J]. Appl. Phys. Lett., 1995, (67): 3114-3116.

[125] Feng L, Li S H, Li H J, et al. Super-hydrophobic surface of aligned polyacrylonitrile nanofibers[J]. Angew. Chem. Int. Ed., 2002, 41(7): 1221-1223.

[126] Shang H M, Wang Y, Takahash K I, et al. Nanostructured superhydrophobic surfaces[J]. Mater. Sci., 2005, (40): 3587.

[127] Nakajima A, Abe K, Hashimoto K, et al. Preparation of hard super-hydrophobic films with visible light transmssion[J]. Thin. Solid. Films., 2000, 376(1): 140-143.

[128] Tavana H, Amirfazli A, Neumann A W, et al. Fabrication of superhydrophobic surfaces of n-hexatriacontane[J]. Langmuir, 2006, (22): 5556-5559.

[129] 管自生, 张强. 激光刻蚀硅表面的形貌及其对润湿性的影响[J]. 化学学报, 2005, 63(10): 880-884.

[130] Xia Y, Whitesides G M. Soft lithography[J]. Rev. Mater. Sci., 1998, 28(1): 153-184.

[131] Neelesh, B, Patankar A, Lee J. Multiple equilibrium droplet shapes and design criterion for rough hydrophobic surfaces[J]. Langmuir, 2003, (19): 4999-5003.

[132] Carman M L, Estes T G, Peinberg A W, et a1. Engineered antifouling mierotopographies-correlating wettability with cell attachment[J]. Biofouling, 2006, (22): 11-21.

[133] Genzer J. Tmlofing the grafting density of organic modifiers at solid / liquid interfaces: US, 6423372 B1[P]. 2002: 6-23.

[134] 田丽梅,任露泉,韩志武,等. 仿生非光滑表面脱附与减阻技术在工程上的应用[J]. 农业机械学报, 2005, 36(3): 138-142.

[135] 黄德斌, 邓先和, 王杨君. 沟槽面管道湍流减阻的数值模拟研究[J]. 水动力学研究与进展: A 辑, 2005, 20(1): 101-105.

[136] Gray J. Studies in animal locomotion Ⅵ. The propulsive powers of the dolphin[J]. J. Exp. Biol., 1936, (13): 192.

[137] Walsh M J. Riblets: viscous drag reduction in boundary layers[R]. Virginia: NASA Technical Report, 1990.

[138] Dl in kelacker A, Nitschke-Kowsky P, Reif W E. On the Possibility of Drag Reduction with the Help of Longitudinal Ridges in the Walls[M]. India: L Iepmann HW, Narasimha R. Proceedings of the IU TAM Symposium on Turbulence Management and Relaminarization. Bangalore, 1987.

[139] Reif W E. Morphogenesis and function of the squamation in sharks [J]. Neues Jahrbuch fur Geologie and Palaentologie, 1982, 164:172-183.

[140] Bechert D W, Bruse M, Hage W, et al. Experiments on drag reducing surfaces and their

optimization with an adjustable geometry[J]. J Fluid Mech, 1997, (338): 59.

[141] Walsh M J. Riblet S. Progress in ast ronautics and aeronautics[J]. 1990, (123): 203.

[142] Wang J J.Experimental study on the turbulent boundary layer flow over riblet s surface[J]. Fluid Dyn. Res., 2000, 27(4): 217.

[143] 刘博, 姜鹏, 李旭朝, 等. 鲨鱼盾鳞肋条结构的减阻仿生研究进展[J]. 材料导报, 2008, 22(7): 14-17.

[144] Choi H , Moin P , Kim J. Direct numerical simulation of a turbulent flow over riblets[J]. J. Fluid Mech., 1993, (255): 503.

[145] Lee S J , Lee S H. Flow field analysis of a turbulent boundary layer over a riblet surface[J]. Exp. Fluids, 2001, 30(2): 153.

[146] Choi K S. Near wall st ructure of a turbulent boundary layer with riblets[J]. J. Fluid Mech., 1989, (208): 417.

[147] Bechert D W , Bartenwerfer M.The viscous flow on surfaces with longitudinal ribs[J]. J. Fluid Mech., 1989, (206): 105.

[148] Bechert D W , Bruse M , Hage W , et al. Experiments on drag reducing surfaces and their optimization with an adjustable geometry[J]. J. Fluid Mech., 1997, (338): 59.

[149] Bacher E V , Smith C R. Turbulent boundary layer modification by surface riblets[J].AIAA J., 1986, (24): 1382.

[150] Suzuki Y, Kasagi N.Turbulent drag reduction mechanism above a riblet surface[J]. AIAA J., 1994, (32): 1781.

[151] Lee S J , Lee S H. Flow field analysis of a turbulent boundary layer over a riblet surface[J]. Exp. Fluids, 2001, 30(2): 153.

[152] Djenidi L , Antonia R A. Laser doppler anemometer measurement s of turbulent boundary layer over a riblet surface[J]. AIAA J., 1996, 34(5): 1007.

[153] Bone Q , Howarth J V. Report to council 1966 - 1967[J]. J. Mar. Biol. Assoc. U K, 1966, (47): 19.

[154] Chernyshev O B , Zayet s V A. Certain charactertistics of the integumentary scales of sharks belonging to different speed groups[J]. Hydrobiol. J., 1971, (7): 64.

[155] Motta P. Anatomy and functional morphology of dermal collagen fibers in sharks[J]. Copeia, 1977, (3): 454.

[156] Raschi W G, Musick J A. Hydrodynamic aspect s of shark scales[J]. Applied Marine Science and Ocean Engineering, 1984, (272): 2.

[157] 李新华,董守平,赵志勇. 小尺度沟槽表面减阻作用的实验研究[J]. 矿山机械, 2006, 34(2): 91-93.

[158] 丛茜,封云,任露泉. 仿生非光滑沟槽形状对减阻效果的影响[J]. 水动力学研究与进展: A 辑, 2006, 21(2): 232 - 238.

[159] Choi H,Moin P, Kim J. Direct numerical simulation of turbulent flow over riblets[J]. Journal of Fluid Mechanics, 1993, (255): 503 -539.

[160] Walsh M J. Turbulent boundary layer drag reduction using riblets[R]. American: A IAA, 1982.

[161] 梁在潮,梁利. 肋条减阻[J]. 水动力学研究与进展: A 辑, 1990, 14(3): 303-311.

[162] 刘志华,董文才,夏飞. V 型沟槽尖峰形状对减阻效果及流场特性影响的数值分析[J]. 水动力学研究与进展: A 辑, 2006, 21(2): 223-231.

[163] 胡海豹,宋保维,潘光. 鲨鱼沟槽表皮减阻机理的仿真研究[J]. 系统仿真学报, 2007, 19(21): 4901 - 4907.

[164] Walsh M J. Viscous drag reduction in boundary layers[J]. Progress in Astronautics and Aeronautics, 1990, 123: 203-261.

[165] Truong T V, Pulvin P H. Influence of wall riblets on diffuser flow[J]. App liedScientific Research, 1989, (46): 217 - 227.

[166] Debisschop J R,Nieuwstadt T M. Turbulent boundary layer in an adverse pressure gradient: Effectiveness of riblets[J]. AIAA Journal, 1996, 34(5): 932 - 937.

[167] 胡海豹,宋保维,杜晓旭. 条纹沟槽表面近壁区流场数值计算[J]. 火力与指挥控制, 2008, 33 (4) : 54 - 56.

[168] 王晋军,兰世隆,苗福友. 沟槽面湍流边界层减阻特性研究[J]. 中国造船, 2001, 42(4): 1-5.

[169] 潘家正. 湍流减阻新概念的实验探索[J]. 空气动力学报, 1996, 14(3): 305-310.

[170] Walsh M J. Drag and heat t ransfer on surfaces with small longitudinal fins[J]. AIAA Paper, 1978, (78): 1161.

[171] Walsh M J. Turbulent boundary layer drag reduction using riblets[J]. AIAA Paper, 1982, (82): 1.

[172] Bechert D W, Bruse M, Hage W, et al. Fluid mechanics of biological surfaces and their technological application[J]. Naturwissenschaften, 2000, (87): 157.

[173] Bechert D W , Bruse M , Hage W. Experiment s with three dimensional riblet s as an idealized model of shark skin[J]. Exp. Fluids, 2000, (48): 403.

[174] Xu C, Wang J, Luanb S, et al. Analysis of Drag Reduction Mechanism of the Bionic Microscopic Riblets Surface//2010 3rd International Conference on Biomedical Engineering and Informatics[C]. BMEI, 2010: 2394-2398.

[175] Neinhuis C, Barthlott W. Characterization and distribution of water-repellent self-cleaning plant surfaces[J]. Annals of Botany, 1997, 79: 667-671.

[176] Barthlott W, Neinhuis C. Purity of the sacred lotus, or escape from contamination in biological surfaces[J]. Planta, 1997, 202: 1-8.

[177] Feng L, Li S, Li Y, et al. Super-hydrophobic surfaces: from natural to artificial[J]. Advanced Materials, 2002, 14: 1857-1862.

[178] Young T. The bakerian lecture: Experiments and calculations relative to physical optics[J]. Philosophical Transactions of the Royal Society of London, 1804, 94: 1-16.

[179] Wenzel R N. Resistance of solid surfaces to wetting by water[J]. Ind. Eng. Chem., 1936, 28(8): 988-994.

[180] Cassie A B D, Baxter S. Wettability of porous surfaces[J]. Transactions of the Faraday Society, 1944, 40: 546-549.

[181] Furmidge C G L. Studies at phase interfaces. I. The sliding of liquid drops on solid surfaces and a theory for spray retention[J]. Journal of Colloid Science, 1962, 17(4): 309-324.

[182] Padday J F. Wetting, Spreading, and Adhesion[M]. London: Academic Press, 1978.

[183] Wolfram E, Faust R. Liquid drops on a tilted plate, contact angle hysteresis and the young

contact angle[J]. Wetting, Spreading, and Adhesion. Academic, London, 1978: 213-226.

[184] Miwa M, Nakajima A, Fujishima A, et al. Effects of the surface roughness on sliding angles of water droplets on superhydrophobic surfaces[J]. Langmuir, 2000, 16(13): 5754-5760.

[185] Yoshimitsu Z, Nakajima A, Watanabe T, A, et al. Effects of surface structure on the hydrophobicity and sliding behavior of water droplets[J]. Langmuir, 2002, 18(15): 5818-5822.

[186] Qu B. Biomimetic preparation of anisotropism of the roughness surface of Setaria viridis Beauvn of water-repellent self-cleaning plant surfaces// BIT's 1st annual world congress of Mariculture and Fisheries[C]. BIT, 2012: 1-5.

[187] Mera A E, Wynne K J. Fluorinated silicone resin fouling release composition[P]. US Patent, 2001,6265515.

[188] Gennaro J G J. The gecko grip[J]. Nat. Hist., 1969, 78(1): 36-43.

[189] Simmermacher G. Untersuchungen über haftapparate an tarsalgliedern von insekten [J]. Zeitschr. Wiss. Zool., 1884, (40): 481-556.

[190] Shaw P E. Electrical separation between identical solid surfaces[J]. Proceedings of the Physical Society, 1926, 39(1): 449.

[191] Skinner S M, Savage R L, Rutzler Jr J E. Electrical phenomena in adhesion. I. Electron atmospheres in dielectrics[J]. J. Appl. Phys., 1953, 24(4): 438-450.

[192] Hora S L. The adhesive apparatus on the toes of certain geckos and tree frogs[J]. Journal of the Proceedings of the Asiatic Society, 1923, (9): 137.

[193] Wåhlin A, Bäckström G. Sliding electrification of Teflon by metals[J]. Journal of the Proceedings of the Asiatic Society, 1974, 45(5): 2058-2064.

[194] Stork N E. Experimental analysis of adhesion of Chrysolina polita (Chrysomelidae: Coleoptera) on a variety of surfaces[J]. J. Exp. Biol., 1980, 88(1): 91-108.

[195] Autumn K. How gecko toes stick the powerful, fantastic adhesive used by geckos is made of nanoscale hairs that engage tiny forces, inspiring envy among human imitators[J]. Am. Sci., 2006, 94(2): 124-132.

[196] Hansen W R, Autumn K. Evidence for self-cleaning in gecko setae[J]. P. Natl. Acad. Sci. Usa., 2005, 102(2): 385-389.

[197] Autumn K, Liang Y A, Hsieh S T, et al. Adhesive force of a single gecko foot-hair[J]. Nature, 2000, 405(6787): 681-685.

[198] Autumn K, Sitti M, Liang Y A, et al. Evidence for van der Waals adhesion in gecko setae[J]. P. Natl. Acad. Sci. Usa., 2002, 99(19): 12252-12256.

[199] Johnson K L, Kendall K, Roberts A D. Surface energy and the contact of elastic solids[J]. Proc. R. Soc. A, 1971, 324(1558): 301-313.

[200] 郭策, 孙久荣, 戈应滨, 等. 壁虎脚底毛黏附机制的生物学效应[J]. 中国科学: 生命科学, 2012, 42(2): 135-142.

[201] Ge L, Sethi S, Ci L, et al. Carbon nanotube-based synthetic gecko tapes[J]. P. Natl. Acad. Sci. Usa., 2007, 104(26): 10792-10795.

[202] Santos D, Spenko M, Parness A, et al. Directional adhesion for climbing: Theoretical and practical considerations[J]. J. Adhes. Sci. Technol., 2007, 21(12-13): 1317-1341.

[203] Del Campo A, Greiner C, Arzt E. Contact shape controls adhesion of bioinspired fibrillar surfaces[J]. Langmuir, 2007, 23(20): 10235-10243.

[204] Aksak B, Murphy M P, Sitti M. Gecko inspired micro-fibrillar adhesives for wall climbing robots on micro/nanoscale rough surfaces[J]. IEEE International Conference on IEEE, 2008, (1): 3058-3063.

[205] Geim A K, Dubonos S V, Grigorieva I V, et al. Microfabricated adhesive mimicking gecko foot-hair[J]. Nat. Mater., 2003, 2(7): 461-463.

[206] Qu L, Dai L, Stone M, et al. Carbon nanotube arrays with strong shear binding-on and easy normal lifting-off[J]. Science, 2008, 322(5899): 238-242.

[207] Mengüç Y, Röhrig M, Abusomwan U, et al. Staying sticky: contact self-cleaning of gecko-inspired adhesives[J]. J. R. Soc. Interface, 2014, 11(94): 20131205-1-12.

[208] Santos D, Heyneman B, Kim S, et al. Gecko-inspired climbing behaviors on vertical and overhanging surfaces[J]. ICRA, 2008, 11(94): 1125-1131.

[209] 孟偲, 王田苗, 丑武胜, 等. 仿壁虎机器人的步态设计与路径规划[J]. 机械工程学报, 2010, (9): 32-37.

[210] 俞志伟, 李宏凯, 张晓峰, 等. 仿壁虎脚趾结构设计及粘附运动性能测试[J]. 机械工程学报, 2011, 47(21): 7-12.